BYE BYE, REIZ DARM

DR. MED. VIOLA ANDRESEN

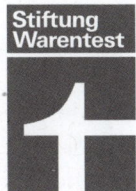

Vorwort

Lange wurde über Verdauungsbeschwerden kaum gesprochen oder berichtet. Manche Ärzte sahen darin allenfalls Befindlichkeitsstörungen.

Verdauungsbeschwerden gehören heute zu den häufigsten Gesundheitsproblemen überhaupt. Aktuellen Studien zufolge ist mehr als jeder dritte Erwachsene hierzulande betroffen. Zwar treten Beschwerden häufig nur vorübergehend auf, und manches Mal sind sie harmlos. Aber in nicht wenigen Fällen wollen sie auch nach einigen Tagen partout nicht verschwinden oder sie flammen immer wieder auf, werden quälender. In diesem Fall beeinträchtigen sie massiv das Wohlbefinden, machen den Tag unerträglich. Sie können dann sogar Anzeichen einer ernst zu nehmenden organischen Erkrankung sein.

Ist keine Erkrankung nachweisbar und bestehen die Beschwerden weiterhin fort, liegt der Verdacht nahe, dass ein Reizdarm die Ursache sein könnte. Meist dauert es dann trotzdem sehr lange, bis die Betroffenen Klarheit gewinnen. Es gibt weder zuverlässige medizinische Tests noch eindeutige körperliche Veränderungen, die Gewissheit bieten. Nicht selten werden Beschwerden zunächst als übertriebene Körper-Aufmerksamkeit eingestuft, als eingebildet oder als rein psychosomatisch. Dennoch haben inzwischen rund 2,9 Millionen Erwachsene in Deutschland offiziell die Diagnose Reizdarm erhalten. Gerne möchte ich als Ärztin Betroffenen mit diesem Ratgeber helfen, einen Ausweg zu finden.

Meinen ersten näheren Kontakt zu diesem Krankheitsbild hatte ich vor etwa 20 Jahren, als ich für kurze Zeit als Medical Manager in der pharmazeutischen Industrie tätig war. Damals wurde ein neuer medikamentöser Therapieansatz untersucht, der erstmalig mehrere Symptome des Beschwerdekomplexes zugleich lindern sollte.

In der Folgezeit kam ich mit immer mehr Reizdarm-Patienten in Kontakt und habe aus nächster Nähe erfahren, welche Leidensgeschichten und Arzt-Odysseen viele Betroffene erleben mussten. Mir wurde klar, wie wichtig es ist, die Patienten und Patientinnen mit ihren Beschwerden ernst zu nehmen; wie relevant es ist, die genauen Symptome und Auslöser zu erfragen, aber auch angstbesetzte andere Krankheiten wie zum Beispiel Krebs sicher auszuschließen. Und vor allem: Wie entscheidend es ist, sich viel Zeit für ausführliche Gespräche zu nehmen.

Seither hat mich das Thema nicht mehr losgelassen. Zunächst bin ich gezielt zu einer Forschungsgruppe am Universitätskrankenhaus Charité in Berlin gestoßen, die sich intensiv mit dem Reizdarmsyndrom beschäftigte. Von dort führte mich meine Laufbahn zu einem Forschungsaufenthalt an die renommierte Mayo Clinic in den USA, die bis heute führend ist beim Thema Reizdarm.

Seit einigen Jahren arbeite ich nun als Fachärztin für Innere Medizin am Israelitischen Krankenhaus in Hamburg, das deutschlandweit bekannt ist für seine Expertise in der Diagnostik und Behandlung von chronischen Verdauungsbeschwerden. Außerdem konnte ich federführend an den Behandlungsleitlinien zum Reizdarmsyndrom mitarbeiten. Diese fassen den wissenschaftlichen Erkenntnisstand zusammen und dienen Ärztinnen und Ärzten als Empfehlung für die Therapie ihrer Patientinnen und Patienten.

Ich habe in all diesen Kliniken und im Austausch mit nationalen und internationalen Expertinnen und Experten eine besondere Leidenschaft für dieses Thema erleben können: Wir alle machen die Erfahrung, wie sehr es sich lohnt, diesen geplagten Menschen die volle Aufmerksamkeit zu widmen und ihr Alltagsleben deutlich zu verbessern.

Inzwischen ist das Reizdarmsyndrom Gegenstand intensiver medizinischer Forschung. In den letzten Jahren hat es daher eine Vielzahl neuer Erkenntnisse gegeben: sowohl was die Diagnose betrifft, vor allem aber auch zu den Möglichkeiten einer erfolgreichen Behandlung. Doch erst nach und nach setzen diese sich in der Breite durch und werden auch bei den Betroffenen erkannt.

Viele von Ihnen werden bei Darmbeschwerden beim Hausarzt, bei der Hausärztin um Rat gefragt haben, was sinnvoll ist. Oder Sie haben sich in der Apotheke Hilfe erhofft, womöglich auch im Internet. Doch gerade dort ist es angesichts der Fülle von Inhalten kaum noch möglich, zwischen sinnvollen Informationen, nutzlosen Empfehlungen und irreführenden Ratschlägen zu unterscheiden!

Dieses Buch soll Sie darin unterstützen, die für Sie passende Behandlung zu erhalten, damit es Ihnen schon bald besser geht.

INHALTS-VERZEICHNIS

1 Wunderwerk Verdauungstrakt

Volkskrankheit Reizdarm 7 • Wie Magen und Darm zusammenspielen 11 • Das Mikrobiom – eine Bakterienwunderwelt 19 • Welche Rolle die Psyche spielt 30

2 Wenn der Darm gereizt ist

Was die Forschung heute weiß 35 • Ursachen und Diagnose 38

3 Es zwickt und zwackt – eine Spurensuche

Was dem Darm übel mitspielt 45 • Von Allergien bis Unverträglichkeiten 51 • Laktoseintoleranz 60 • Fruchtzucker und Sorbit 67 • Glutenunverträglichkeit und Zöliakie 72 • Histamin-Intoleranz 77

4 Das sorgt für Ruhe beim Reizdarm

Die optimale Therapie ist multimodal 82 • Linderung im Alltag 89 • Gelassenheit kann man lernen 94 • Was Medikamente bewirken können 100 • Das Mikrobiom verändern 107 • Wie Komplementärmedizin hilft 113 • Hilfe für die Psyche 119

5 Gesund essen und sich wohlfühlen

Ernährungstipps bei Reizdarm 123 • Die Low-FODMAP-Diät beruhigt 125

6 Rezepte

Frühstück 131 • Kuchen und Süßes 138 • Schnelle Brote 144 • Salate 148 • Warme Gerichte 155

7 Hilfe

FODMAPs in Lebensmitteln 170 • Register 174

Erklärung der Symbole

Jede farbige Textpassage bietet Ihnen spannende und besonders wissenswerte Zusatzinformationen. Diese Symbole zeigen Ihnen, was Sie hier erwartet.

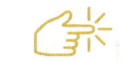
Gut zu wissen

Verblüffendes

Eine kurze Anleitung

Aus der Forschung

WUNDERWERK VERDAUUNGS-TRAKT

Warum dieser Ratgeber geschrieben wurde, und wieso die Mikrobengemeinschaft im Darm nicht nur für unsere körperliche, sondern auch für unsere seelische Gesundheit enorm wichtig ist.

Volkskrankheit Reizdarm

Viele Erwachsene in Deutschland müssen mit der Diagnose „Reizdarmsyndrom" leben. Was könnte die Ursache dafür sein?

Wenn der Begriff Volkskrankheit seine Berechtigung hat, dann trifft er auf den Reizdarm zu. Zu diesem Ergebnis kam eine aktueller Studie der internationalen gemeinnützigen „Rome-Foundation", einer Organisation, die sich der Erforschung von funktionellen Magen-Darm-Erkrankungen wie dem Reizdarmsyndrom verschrieben hat. 2,9 Millionen Erwachsene in Deutschland leben mit einem Reizdarm. Die Zahl der Menschen, die eine Krebsdiagnose erhielten oder die an Demenz erkrankt sind oder an Rheuma leiden, liegt niedriger. Hinzu kommen weitere fast acht Millionen Erwachsene mit chronischen Beschwerden des Verdauungstrakts.

Ein gereizter Darm, Probleme mit der Verdauung – das klingt zunächst nicht sonderlich dramatisch. Manche von Ihnen plagen tatsächlich nur hin und wieder Beschwerden. Das passiert zum Beispiel auf Reisen oder wenn Sie im Restaurant ungewohnte Gerichte entdecken wollen. Zahllose andere werden jeden Tag von ihrem Verdauungstrakt gequält – oft über viele Jahre hinweg. Der genaue Grund dafür bleibt ihnen meist unbekannt.

Nicht selten schränkt ein unbehandeltes Reizdarmsyndrom die Lebensqualität massiv ein, stärker als viele andere Krankheiten. Wenn Sie beispielsweise ständig die Toilette aufsuchen müssen oder immer wieder Blähungen bekommen, werden Sie möglicherweise irgendwann die Lust verlieren, auf Partys zu gehen oder zu Freunden zum Essen. Oder wenn Sie über lange Zeiträume starken Durchfall haben und sich ständig fragen: Wo ist die nächste freie Toilette? Jede Zugfahrt, jede Theatervorstellung, jedes Konzert wird zu einer Herausforderung. Manch einer traut sich gar nicht mehr aus dem Haus zu gehen. Viele Betroffene, die empfindlich auf bestimmte Nahrungsmittel reagieren, essen dann meist nur noch daheim und isolieren sich.

REIZDARMARTIGE BESCHWERDEN treffen oft Menschen zwischen 20 und 40, mehr Frauen als Männer, mitten im Leben stehend – also in einer stressbelasteten Phase, mit Herausforderungen im Beruf, in der Partnerschaft, bei der Familiengründung oder beim Aufbau einer eigenen Existenz.

Viele gehen lange Zeit nicht zum Arzt, und wer es doch tut, wird oftmals mit dem Leid alleingelassen. Laut einem Bericht der Barmer Krankenkasse vergehen teilweise acht Jahre bis zu einer korrekten Diagnose. Zudem zeigt das persönliche Umfeld mitunter nur wenig Verständnis für die andauernden Beschwerden. „Stell dich doch nicht so an" oder „Du bildest dir das nur ein" sind Vorurteile, die Sie womöglich häufig zu hören bekommen.

Ratlosigkeit, ja Hilflosigkeit macht sich breit: bei den Betroffenen, in ihrem Umfeld, mitunter selbst bei den aufgesuchten Ärztinnen und Ärzten. Denn eine Diagnosestellung ist alles andere als einfach. So gibt es bislang keine Biomarker – also etwa im Blut nachweisbare Merkmale, die verlässlich anzeigen, ob ein Mensch einen Reizdarm hat. Und die Symptome bleiben weiterhin für jeden Einzelnen extrem belastend. Zwar kann die Medizin bislang keine Reizdarmheilung versprechen, wohl aber eine effektive Linderung der Beschwerden. Dieses Buch soll dazu dienen, den aktuellen Stand des Wissens zu vermitteln und Mut zu machen. Es orientiert sich dabei stark an der aktuellen deutschen Expertenleitlinie zum Reizdarmsyndrom. Demnach empfiehlt sich eine ganzheitliche Behandlungsstrategie. Die beinhaltet neben Medikamenten zur gezielten Symptomlinderung unter anderem auch Ernährungsempfehlungen, Entspannungsverfahren und gegebenenfalls Yogaübungen. Wichtig ist es aber auch, den genauen „Übeltätern" näher auf die Spur zu kommen, die uns Probleme bereiten. Und uns professionelle Hilfe zu holen, wenn wir selbst nicht weiter wissen.

Unser Darm hat es verdient, sich bestmöglich um ihn zu kümmern. Er ist unser größtes Organ überhaupt. Unabdingbar dafür, dass unser Körper die fürs Leben nötige Energie gewinnen kann. Und er steht über Nervenbahnen ständig in Verbindung mit unserem Gehirn, bestimmt mit über unsere Emotionen und unser Denken. Beides sehr gute Gründe, uns um die Gesunderhaltung dieses „Superorgans" zu kümmern. Zum Glück haben wir es zu einem nicht unerheblichen Teil durch unsere Ernährung und unser Verhalten selbst in der Hand.

Von der Diagnose zur Behandlung

Dieses Buch soll es Ihnen ermöglichen, auf Augenhöhe mit Ihren Ärztinnen und Ärzten über Ihre Beschwerden zu sprechen. Wenn Sie im Vorfeld erfahren, wie das Verdauungssystem prinzipiell funktioniert, erleichtert es allen Beteiligten die Kommunikation. Sie werden dann relevantes Wissen über den Reizdarm und Verdauungsbeschwerden haben und die Bedeutung dieser Erkenntnisse für Ihre persönliche Situation erläutert bekommen. Was sind die Ursachen meiner Beschwerden? Ist es ein Reizdarmsyndrom? Sind bestimmte Nahrungsmittelinhaltsstoffe oder ist meine Ernährungsweise schuld? Und wie kann ich meine Beschwerden lindern?

Auf den nächsten Seiten lesen Sie daher zunächst Grundsätzliches: welch höchst erstaunlichen Gang unsere Nahrungsmittel nehmen, vom Zerkauen in der Mundhöhle über die Verwertung der Inhaltsstoffe bis zum Ausscheiden der Reste. Dabei kommt es zu einem komplex regulierten Zusammenspiel verschiedener Faktoren. Und Sie erfahren, was es mit dem Mikrobiom im Darm auf sich hat: Diese besondere Lebensgemeinschaft aus Bakterien, Viren und Pilzen bestimmt maßgeblich über unsere körperliche und – wie man inzwischen weiß – auch über unsere seelische Gesundheit mit.

In den darauf folgenden Kapiteln gehen wir den Ursachen von Verdauungsbeschwerden auf den Grund. Was alles andere als trivial ist. Denn all deren Symptome, vom Bauchgrimmen bis zur Verstopfung, sind unspezifisch. Was nichts anderes heißt, als dass sie eine Vielzahl verschiedener Ursachen haben können. Sie können sich das so vorstellen, dass die zahlreichen Symptome gewissermaßen die Sprache des Verdauungssystems sind – seine einzige Möglichkeit, um auf sich und seine Probleme aufmerksam zu machen.

Das können eher harmlose, aber gleichwohl lästige Unverträglichkeiten etwa gegen Milchzucker oder Fruchtzucker sein (siehe dazu S. 60 und S. 67). Es können aber auch schwerwiegende Leiden wie eine Darmentzündung zugrunde liegen. Allein anhand von Symptomen lässt sich jedoch keine Diagnose stellen. Das bedeutet, dass in der Regel ein Mindestmaß an weitergehenden klinischen Untersuchungen nötig ist: auch um schwerwiegende Erkrankungen auszuschließen – oder sie rechtzeitig zu entdecken und zu behandeln.

Oftmals sind die Befunde von Blutuntersuchungen, einer Magen-Darm-Spiegelung und eines Ultraschalls unauffällig. Für Geplagte ist das jedoch keineswegs eine vollständige Erleichterung, denn ihre Beschwerden schwinden damit ja nicht. Vielmehr möchten sie die genaue Ursache herausfinden. Dann ist es hilfreich, die wesentlichen Merkmale eines Reizdarmsyndroms zu verstehen. Es können Störungen in den verschiedenen Verdauungsfunktionen vorliegen: in der Darm-Motorik, Darm-Empfindlichkeit, im Darm-Immunsystem, im Darm-Mikrobiom oder im Austausch zwischen Darm-Nervensystem und Hirn-Nervensystem, der sogenannten Darm-Gehirn-Achse.

Schließlich stellt sich die Frage, wie es zu der Malaise gekommen ist. Und natürlich fällt der erste Verdacht auf unsere Nahrung und deren Inhaltsstoffe. Das Buch verrät, wie es Ihnen gelingt, möglichen „Übeltätern" auf die Spur zu kommen. Vielleicht liegt allein eine Nahrungsmittelunverträglichkeit vor, und nach einer entsprechenden Ernährungsumstellung verschwinden Ihre Verdauungsbeschwerden. Aber auch Menschen mit Reizdarmsyndrom profitieren davon, wenn sie erfahren, dass sie womöglich zusätzlich eine Nahrungsmittelunverträglichkeit aufweisen. Denn diese verstärkt die Reizdarmsymptome. Meiden Betroffene die problematischen Substanzen, bessern sich oft auch die Reizdarmbeschwerden.

Die weiteren Kapitel stellen die aktuellen Behandlungskonzepte beim Reizdarm vor. Wichtig zu wissen: Es gibt kein allgemeingültiges Therapieverfahren, das allen Betroffenen gleichermaßen hilft. Es gibt auch keinen pharmazeutischen Wirkstoff, der eine komplette Heilung verspricht. Vielmehr werden unterschiedliche Therapieverfahren individuell miteinander kombiniert.

 MULTIMODALES BEHANDLUNGSKONZEPT: Die Reizdarmbehandlung umfasst viele verschiedene Maßnahmen. Dazu zählen Medikamente, Probiotika, Entspannungsübungen, Yoga, Psychotherapien, gegebenenfalls eine „Darmhypnose" und individuelle Änderungen des Lebensstils. Und: Ernährungstherapien. Hier ist insbesondere die Low-FODMAP-Diät (siehe S. 125) zu nennen.

In diesem Buch werden Sie auf keine Heilversprechen stoßen, auf keine Instant-Lösungen. Die mögen sich zwar verlockend anhören, sind aber zu gut, um wahr zu sein – und helfen am Ende niemandem. Hier geht es vielmehr um wissenschaftlich basierte Behandlungs-, Ernährungs- und Verhaltensempfehlungen, die sich vielfach bewährt haben: die zu einem besseren Umgang mit sich selbst führen können; die Ihre Selbstwirksamkeit stärken; die letztlich Ihr Wohlbefinden und Ihre Lebensqualität verbessern.

Wie Magen und Darm zusammenspielen

Herz und Lunge sind elementar für die Lebenserhaltung. Doch auch die Verdauungsorgane sollten wir nicht unterschätzen. Sie gewinnen für uns dringend benötigte Energie.

Der Magen-Darm-Trakt funktioniert doch ganz einfach, denken wir. Die Abläufe scheinen uns simpel und selbstverständlich. Doch das stimmt so nicht. Im Gegenteil: Seine zahlreichen hochkomplexen Funktionen sind von größter Bedeutung für unsere Gesundheit. Und es ist ständig in Aktion, unser Verdauungssystem: Wussten Sie, dass wir im Laufe eines durchschnittlichen Lebens rund 30 Tonnen feste Nahrungsmittel und 50 000 Liter Flüssigkeit durch den Körper schleusen? Jede Mahlzeit wird mit Säure und Enzymen durchmengt und in einen dünnflüssigen Brei verwandelt, dem schließlich nahezu sämtliche Nährstoffe entzogen sind, weil unser Körper sie dringend benötigt und herausgefiltert hat. Dieser Prozess findet permanent statt – während wir arbeiten, Sport treiben und sogar im Schlaf. Oft ganz ohne unsere bewusste Wahrnehmung oder gar Kontrolle.

Nahezu in Eigenregie schiebt ein feinabgestimmtes System aus Muskelschichten, Bindegewebe, Schleimhäuten und Nervengeflechten alles Gegessene und Getrunkene rund sechs Meter durch uns hindurch – vom Mund bis zum After. Das Verdauungssystem bildet sozusagen einen an beiden Enden offenen Schlauch, der sich wie eine Art Tunnel durch unseren Organismus zieht. Streng genommen ist der Innenraum dieses Schlauches, das Lumen, eine eigene Körperoberfläche, da es keine direkte Öffnung zum Körperinneren gibt. Und das ist wichtig, denn die Verdauungssäfte und die Billionen Darmbakterien, sie bilden das sogenannte Mikrobiom, könnten im Körperinneren Unheil anrichten, man denke nur an ein durchbrochenes Magengeschwür. Es ist also die Darmschleimhaut, die dafür sorgt, dass nur ganz gezielt bestimmte Stoffe ins Innere des Körpers gelangen. Das alles macht die Verdauung hochkomplex. Die unterschiedlichen Prozesse, die dabei im Körper ablaufen, wollen wir uns im Folgenden näher anschauen.

Gut gekaut ist halb verdaut

Jeder Bissen im Mund birgt einiges an Energie. Sie ist aber nicht sofort frei zugänglich, sondern in Fetten, Kohlenhydraten und Eiweißen gebunden. Diese sind in Form von Molekülbausteinen in unterschiedlich langen Ketten fest miteinander verknüpft. Um die Energie nutzbar zu machen, muss unser Körper die Bindungen dieser Moleküle aufknacken.

Das gelingt zum einen durch Kauen; mit bis zu 80 Kilogramm Beißkraft pro Quadratzentimeter zermahlen unsere Backenzähne selbst harte Nüsse und zähes Fleisch. Auf diese Weise vergrößert sich die Oberfläche der Nahrung, sodass der Speichel effektiver sein Werk tun kann. Der schießt aus den Speicheldrüsen in die Mundhöhle und vermischt sich mit der Nahrung. Bis zu eineinhalb Liter Speichel am Tag produzieren wir, besonders viel, wenn wir etwas sehr Schmackhaftes sehen oder riechen. Der Speichel enthält das Enzym „Amylase", das die langkettigen Kohlenhydrate spaltet. Das Enzym „Lipase" wiederum sorgt dafür, dass Fette ein wenig vorverdaut werden. Allein die Eiweiße werden im Mund noch nicht aufgespalten.

Außerdem macht der Speichel die Nahrung gleitfähig und bereit für den Weitertransport. Zuvor wird sie durch das Kauen und mithilfe des Zungenmuskels in eine gut schluckbare Form gebracht. Das Schlucken selbst ist der letzte Akt, den wir bewusst ausführen. Von nun an wird sich der Magen-Darm-Trakt vollkommen autonom steuern.

Jetzt geht's die Speiseröhre abwärts

Gelangt die Nahrung in den Schlund, hebt sich das Gaumensegel, um die Nase abzudichten. Gleichzeitig legt sich der Kehldeckel über die Luftröhre, damit nichts hineinfällt, was unsere Atmung stören könnte. In der Speiseröhre registrieren Nervenenden den Druck durch den Speisebrei. Sie setzen Muskelringe in Bewegung, die um die Speiseröhre liegen: Diese weiten sich, ehe der Bissen bei ihnen ankommt – und ziehen sich eng zusammen, sobald er sie passiert hat. Auf diese Weise wird der Speisebrei in wenigen Sekunden in Richtung Magen gepresst.

Der Schwerkraft bedarf es dabei nicht, die Muskeln sind derart kräftig, dass wir sogar auf dem Kopf stehend schlucken könnten. Die Speiseröhre sorgt dafür, dass sich der untere Schließmuskel, die

Pforte zum Magen, rechtzeitig öffnet. Normalerweise bleibt diese verschlossen, damit die Magensäure nicht in die Speiseröhre fließt. Die Speiseröhre ist also alles andere als ein funktionsloser Schlauch.

Die Salzsäure zersetzt alles

Sobald der Nahrungsbrei die Pforte passiert hat und in den Magen rutscht, entspannt sich die Magenwand und das Organ dehnt sich aus. Die Dehnung bewirkt ebenfalls, dass größere Mengen Magensäure in speziellen Zellen produziert werden. Schon die Vorstellung eines guten Essens, aber auch der Geruch und der Geschmack tragen dazu bei.

Bis zu einem halben Liter Magensaft ergießt sich nun auf die zerkleinerte Nahrung. Bakterien, Viren und Pilze überleben dieses Säurebad in der Regel nicht (auch wenn es Ausnahmen gibt, etwa das Bakterium Helicobacter pylori, das sich in der schützenden Schleimhaut des Magens einnisten und dort Geschwüre verursachen kann). Die Salzsäure im Magensaft ist derart aggressiv, dass sie – genügend Zeit vorausgesetzt – sogar Holz und Stein zersetzen könnte. Und natürlich unsere Haut, würde sie dorthin gelangen.

Die Magenwand selbst ist durch eine zähe Schleimschicht vor der Säure geschützt. Wenn diese Schicht zum Beispiel durch den übermäßigen Gebrauch bestimmter Schmerzmittel geschädigt wird, können Geschwüre und schwere Entzündungen die Folge sein.

Im Magen beginnt auch eine verstärkte Verdauung von Fetten. Vor allem aber zerlegt die Magensäure jetzt die zuvor noch kaum aufgespalteten Eiweiße im Nahrungsbrei; zuständig dafür sind spezielle Enzyme, sogenannte Proteasen.

 MAGENSÄURE IST WICHTIG: Kann der Magen nicht genügend Säure produzieren, etwa infolge säurehemmender Medikamente, können mitunter wichtige Nährstoffe wie Kalzium, Eisen und Vitamin B_{12} nicht in ausreichend großer Menge von Eiweißen abgespalten werden. Bleiben Eiweiße nur unzureichend verarbeitet, steigt zudem das Risiko für Nahrungsmittelallergien (siehe S. 51).

Die Verdauung bringt den Magen auch in Bewegung: Regelmäßige Kontraktionen (etwa drei Wellen pro Minute) durchmischen die Nahrung zunehmend besser mit den Verdauungssäften. Die Bewegungen führen schließlich dazu, dass der Nahrungsbrei in Richtung Dünndarm zu einem ringförmigen Muskel transportiert wird, dem Magenpförtner.

Der Ausgang am Magenende ist dank dem Pförtner so gut abgedichtet, dass nur eine reiskorngroße Öffnung bleibt. Durch dieses Nadelöhr gelangt der Nahrungsbrei dann in teelöffelgroßen Mengen weiter in den ersten Dünndarm-Abschnitt, den Zwölffingerdarm.

Wie rasch das vonstattengeht, koordiniert der Magen im engen Zusammenspiel mit den übrigen Verdauungsorganen und dem Gehirn. Nervenzellen registrieren, wie hungrig oder satt wir sind. Messfühler erkennen auch, wie viel Nahrung sich im Magen-Darm-Trakt befindet. Und sie regulieren, wie schnell die Eingeweide das Verzehrte vorantreiben. Bei sehr fetten Speisen kann es bis zu acht Stunden dauern, bis alles an den Dünndarm weitergegeben wird. Denn je mehr Fett im Dünndarm ankommt, desto größere Mengen eines bestimmten Hormons gibt er ab, um die Magenkontraktionen zu dämpfen. Früher oder später geht alles an Nahrung komplett in den Dünndarm über – in das Zentrum unseres Verdauungssystems, um dort die enthaltene Energie und Nährstoffe freizugeben, die unser Körper fürs Überleben benötigt.

Nährstoffe gelangen in den Körper

Der schleimige Nahrungsbrei landet nach dem Magenpförtner im ersten Abschnitt des Dünndarms, dem Zwölffingerdarm. Der heißt so, weil er mit 25 bis 30 Zentimetern ungefähr so lang ist wie zwölf nebeneinander gehaltene Finger.

Der Kontakt mit dem Nahrungsbrei führt dazu, dass Hormone ausgeschüttet werden, die der Galle und der Bauchspeicheldrüse signalisieren, ihre jeweiligen Verdauungssäfte auszuschütten. So kann der vier Zentimeter breite und etwa vier Meter lange Dünndarm, der sich durch die Bauchhöhle windet, all die nötigen Nährstoffe aufnehmen. Auf seiner Innenseite ist dieser Schlauch mit einer Schleimhaut ausgekleidet, die sich faltet und wölbt. Außerdem besitzt er zahllose fingerartige Ausstülpungen, die Zotten. Auf ihnen findet sich die sogenannte Bürstensaum-Oberfläche sogenannt, weil sich auf diesen Zellen noch mikroskopisch winzige Finger, die „Mikrovilli", befinden.

EIN BLICK IN DEN BAUCH

Der Darm ist das längste Organ des Menschen. Dort werden täglich Höchstleistungen vollbracht!

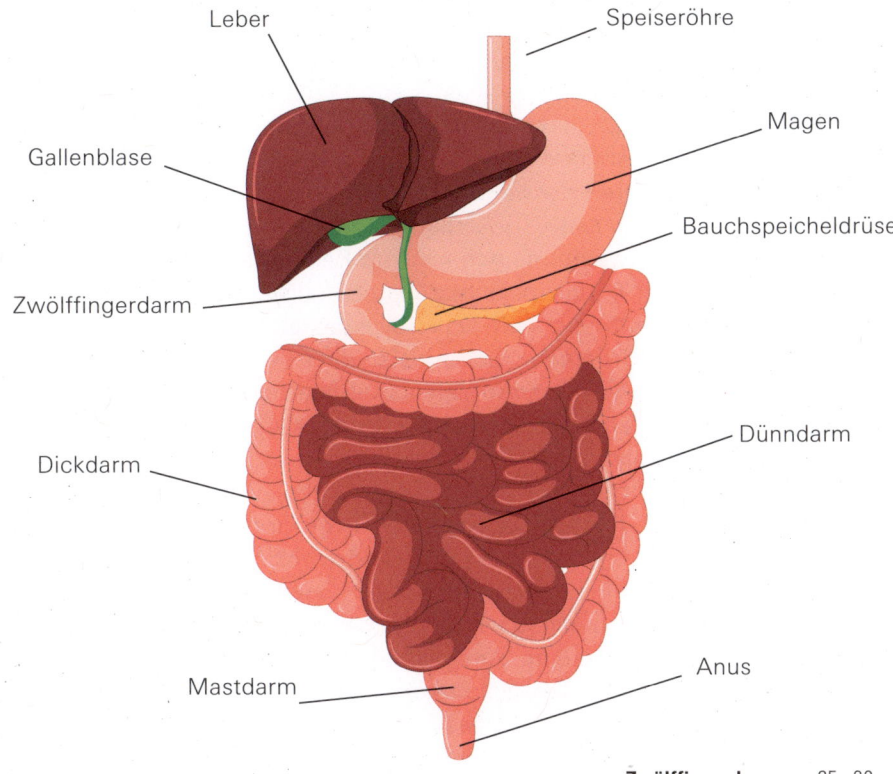

- Leber
- Speiseröhre
- Gallenblase
- Magen
- Bauchspeicheldrüse
- Zwölffingerdarm
- Dünndarm
- Dickdarm
- Mastdarm
- Anus

Rund 6 Meter lang ist der Darm, er beginnt hinter dem Magen mit dem Zwölffingerdarm, dem ersten Teil des Dünndarms. An den Dünndarm schließt sich nach 4 bis 5 Metern der Dickdarm an. Er ist mehr als doppelt so dick wie der Dünndarm, aber nur 1,5 Meter kurz. Sein letztes Segment ist der Mastdarm, von hier verlässt alles Unverwertbare den Körper.

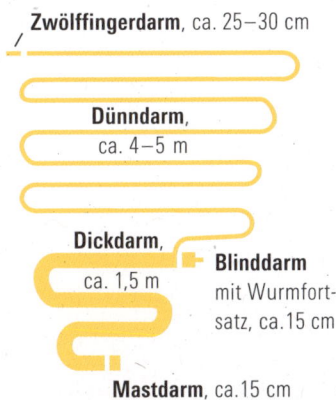

Zwölffingerdarm, ca. 25–30 cm
Dünndarm, ca. 4–5 m
Dickdarm, ca. 1,5 m
Blinddarm mit Wurmfortsatz, ca. 15 cm
Mastdarm, ca. 15 cm

Von außen betrachtet macht der Dünndarm einen kompakten Eindruck. Würde man ihn komplett auseinanderfalten, so hätte er geschätzt die Fläche eines Fußballfeldes. Dank dieser großen Fläche ist der gesunde Dünndarm in der Lage, binnen weniger Stunden nahezu sämtliche Nährstoffe aus unseren Speisen aufzunehmen.

> **WENN KRANKHEITEN** wie eine Zöliakie viele Dünndarmzotten zerstören, verringert sich die Darmoberfläche ganz enorm. Eine Nährstoff- und Wasseraufnahme ist nicht mehr optimal möglich (siehe S. 73).

Tagtäglich bilden sich in der Darmschleimhaut Milliarden neue Zellen. Kein Teil der dem Darminhalt zugewandten Schicht ist älter als wenige Wochen. Die Enzyme der Bauchspeicheldrüse, die im Dünndarm an den Nahrungsbrei gelangen, haben die Aufgabe, Kohlenhydrate, Fette und Eiweiße in noch kleinere Bestandteile zu zerlegen. Weitere Stoffe der Bauchspeicheldrüse neutralisieren die aggressive Salzsäure aus dem Magensaft. Das Gallensekret wiederum zerlegt die Fette in kleine Tröpfchen, sodass sich die Oberfläche vergrößert und die fettspaltenden Enzyme sie leichter bearbeiten können. Nach und nach wird also aus dem Nahrungsbrei eine Art Suppe, denn über winzige Kanäle in der Darmschleimhaut rauscht aus dem Blut Wasser hinzu und verdünnt ihn – während ihn die Muskeln der Darmwand weiter voranschieben. Dabei schwappt die Brühe hin und her, wird ständig mit den Enzymen durchmischt und gegen die Ausstülpungen und Falten der Darmwand gepresst.

In diesem Stadium ist aus einer ehemals festen Mahlzeit ein Gemisch aus Zuckermolekülen, Aminosäuren, Fettsäuren und einigen anderen Stoffen geworden. Solcherart in die Bestandteile zerlegt, können die Moleküle von den Zellen der Darmschleimhaut aufgenommen werden, vor allem im oberen Dünndarm-Abschnitt. Sie gelangen dann ins Blut und in die Gefäße des „Lymphkreislaufs", von wo aus sie sich im Organismus verteilen: Unser Essen ist dann größtenteils im Körperinneren angekommen.

Die Zuckermoleküle, Aminosäuren und weitere Substanzen spült das Blut in die Leber, wo sie sortiert und Gifte herausgefiltert werden; die Fettsäuren gelangen in die Lymphflüssigkeit. Von dort trägt das Blut die Nährstoffe zu den Körperzellen, wo ihre Energie entweder sofort genutzt wird oder sie als Energiereserve in Depots abgelagert werden (etwa als Zucker in der Leber, als Fette im Fettgewebe). Auch die meisten Vitamine und Mineralstoffe (etwa Kochsalz), die der Organismus nicht chemisch aufbrechen muss, werden von den Zellen des Dünndarms aufgenommen und über Blut und Lymphe im Körper verteilt. Manche Stoffe bleiben im Dünndarm jedoch unberührt, was durchaus Vorteile hat. Pflanzen etwa bestehen zu einem großen Teil aus Zellulose, die wir Menschen nicht verwerten können. Diese Substanzen, sie stecken zum Beispiel in Obst oder Vollkorn, gelangen durch den Dünndarm, ohne zerlegt zu werden – es sind die sogenannten Ballaststoffe (mehr dazu auch ab S. 123).

Die Darmwand erfüllt eine hochkomplexe Aufgabe: Sie muss durchlässig sein für die aufgenommenen Nährstoffe. Gleichzeitig muss sie aber verhindern, dass Bakterien, Viren, Pilze oder Schadstoffe durch die Darmwand eindringen und in unserem Blutkreislauf landen. Damit das garantiert klappt, ist die Durchlässigkeit ganz präzise reguliert. Daher ist ein großer Teil der Abwehrzellen des menschlichen Immunsystems im Verdauungstrakt postiert. Diese reagieren auf jedes der Abermillionen Moleküle, die in den Magen-Darm-Trakt gelangen, überprüfen sie – und machen gefährliche unschädlich, während sie die harmlosen durchwinken.

Das Wasser, das den Nahrungsbrei verdünnt hat, ist durch die Zellmembranen der Darmwand inzwischen größtenteils ins Blut gelangt. So ist aus der Suppe wieder eine breiige Masse geworden, die sich zu einem weiteren Ringmuskel am Ende des Dünndarms voranschiebt. Dieser Muskel schnürt den Übergang zum Dickdarm ab und wird verstärkt durch zwei Schleimhautfalten. Nur jeweils für kurze Zeit öffnet der Muskel diese Klappe, um den flüssigen Restebrei portionsweise passieren zu lassen. Dann verschließt er sie wieder. Nichts, was den Dünndarm jemals verlässt, soll zurückkehren, da auf der anderen Seite der Schleuse der Dickdarm beginnt.

 MAGENKNURREN: Wenn zwischen den Mahlzeiten der Magen knurrt, so ist das oftmals die Folge des sogenannten migrierenden motorischen Komplexes (MMC).

Die Darmbewegungen (Kontraktionen), die den Magen zwischen den Mahlzeiten leeren und unverdauliche Ballaststoffe vom Dünndarm in den Dickdarm weiter transportieren, laufen in Zyklen ab. Die Fachwelt nennt das Muster, nach dem die Kontraktionen ablaufen, den migrierenden motorischen Komplex (MMC).
Dieser Reinigungsprozess ist sehr wichtig für die Gesunderhaltung des Darms. Durch Stress kann er beeinträchtigt sein, was die Gefahr von Verdauungsstörungen mit sich bringt.

Resteverwertung im Dickdarm

In den etwa eineinhalb Meter langen Dickdarm gelangen die noch nicht verwerteten Reste unseres Nahrungsbreis, vor allem unverdauliche Faser- und Ballaststoffe, aber auch einige Kohlenhydrate. Ein bis zwei Tage dauert der Transport durch den etwa sechs Zentimeter breiten Schlauch. Im ersten Abschnitt, der vom Blinddarm und dem länglichen Wurmfortsatz gebildet wird, befindet sich ein Heer von Immunzellen, das gefährliche Erreger bekämpft, die es doch noch geschafft haben, aus dem Dünndarm bis hierhin zu gelangen. Etwa alle 30 Minuten ziehen sich die Darmwände zusammen, kneten, wenden den Brei und schieben ihn stückchenweise voran. So kann noch möglichst viel des verbliebenen Wassers durch die robuste Schleimhaut ins Körperinnere ziehen. Stunde für Stunde dickt der Brei nun ein, wird zu einer zunehmend festen Masse.

Für den Körper selbst findet sich nun nichts mehr Verwertbares. Es kommt sogar noch „Abfall" hinzu: die Überreste der rund 200 Milliarden roten Blutkörperchen, die täglich in unserem Körper zugrunde gehen. Deren chemisch abgebauter Farbstoff verleiht dem Stuhl seine charakteristische bräunliche Tönung.

Doch für die Billionen Mikroben im Dickdarm enthält der Restebrei durchaus noch Verwertbares. Sie überziehen als schleimiger Biofilm die innere Oberfläche des Dickdarms. Tausende von Arten leben in diesem Ökosystem zusammen. Und sie sind enorm wichtig für unser Wohlbefinden und unsere körperliche und auch seelische Gesundheit (siehe S. 28). Diese Einzeller verwerten, was der menschliche Organismus nicht verarbeiten kann. Mithilfe ihres Stoffwechsels produzieren die Mikroben Substanzen, die wir benötigen – etwa Vitamin K oder kurzkettige Fettsäuren, die zum Teil direkt in die Darmschleimhautzellen oder durch die Darmwand hindurch in den Körper übergehen. Zudem schützen sie vor Krankheitserregern.

Als Nebenprodukt der Verdauung entstehen oftmals Gase, darunter übel riechende Schwefelwasserstoffe, die wir als Darmwinde nach außen ziehen lassen. Bis zu dreimal pro Tag, meist kurz nach den Mahlzeiten, laufen schließlich starke Kontraktionswellen durch die Dickdarmwand, die bis zu 30 Sekunden anhalten und sich alle paar Minuten wiederholen. Eingedickter Abfall wird dabei in größeren Portionen von den hinteren Abschnitten rasch zu einem Reservoir der sogenannten Ampulle – nahe des Ausgangs geschoben. Nerven am Darmende, die auf die Dehnung des Reservoirs reagieren, melden dem Gehirn, wenn sich eine ausreichende Menge Abfall angesammelt hat. Das ist meist der Moment, wenn wir uns der Verdauungsarbeit erstmals wieder bewusst werden: Jetzt ereilt uns der Stuhldrang. Die Stuhlentleerung ist, ähnlich wie das Schlucken, eine komplexe Kombination: aus willkürlicher Aktivität, dem Entspannen des äußeren Schließmuskels und der Erhöhung des Bauchdrucks durch Pressen; und aus autonomer Nervenaktivität, die zur Entspannung des inneren Schließmuskels und zum Aufrichten des Enddarms führt. Wir scheiden knapp 200 Gramm Abfall im Durchschnitt pro Tag aus. Speisereste sind kaum noch darunter. Die Trockenmasse besteht zum größten Teil aus abgestoßenen Zellen der Darmschleimhaut und vor allem aus mitgerissenen Dickdarmbakterien. Nun ist alles aus der Nahrung verwertet, Reste sind entsorgt – und wir haben längst wieder Appetit auf eine nächste Mahlzeit bekommen.

Das Mikrobiom – eine Bakterienwunderwelt

Darmbakterien! Lange Zeit mochte sich kaum jemand mit diesen Mikroben näher beschäftigen. Ganz zu Unrecht!

Darmbakterien verrichten meist im Verborgenen ihr Werk. Nur am Ende ihrer Laufbahn treten sie geruchsintensiv in der Toilettenschüssel in Erscheinung. Kein Wunder, dass sich die meisten von uns nicht sonderlich für sie interessiert haben. Und selbst die klassische Schulmedizin hat die Darmbakterien lange Zeit weitgehend ignoriert. Das hat sich in den letzten Jahren fundamental geändert. Inzwischen ist die internationale Forschung zu den Mikroben geradezu explodiert, große Forschungsnetzwerke wie „MyNewGut" („Mein neuer Darm") werden gefördert. Ein wichtiges Fazit lautet: Die Kleinstlebewesen übernehmen eine eminent wichtige Funktion für unseren Lebensalltag, sowohl für die körperliche wie auch die seelische Gesundheit.

Aber wie genau haben wir uns vorzustellen, was da in uns siedelt? Und wie hat sich diese Lebensgemeinschaft, die in ihrer Gesamtheit auch als Mikrobiom oder Darmflora bezeichnet wird, überhaupt herausgebildet?

Die ganz normale Vielfalt

Nicht nur der Darm, unser gesamter Körper ist von Bakterien besiedelt, wir bemerken sie nur nicht, weil sie so winzig sind. Auch auf unserer Haut und selbst auf den inneren Organen finden sich zahllose Mikroorganismen. Doch die weit überwiegende Anzahl, Schätzungen zufolge sind es rund 99 Prozent, siedelt in unserem Verdauungstrakt. Das entspricht der unvorstellbaren Menge von geschätzt 100 000 Milliarden Bakterien. Zusammengenommen wiegen sie rund zwei Kilogramm.

> **VON DER MUNDHÖHLE BIS ZUM DARMAUSGANG** sind die einzelnen Abschnitte des Verdauungstrakts sehr unterschiedlich dicht und mit verschiedenen Arten von Bakterien besiedelt. Die wenigsten finden sich in einem gesunden Magen, denn das saure Milieu dort verhindert weitgehend eine Ansiedlung.

Der weitaus größte und vielfältigste Teil des Mikrobioms lebt im Dickdarm. Die Zusammensetzung des Mikrobioms, also der Anteil der verschiedenen Arten von Bakterien, ist von Mensch zu Mensch sehr individuell. Auch sehr unterschiedliche Zusammensetzungen können gleich gut die Aufgaben bei der Verdauung erfüllen. Gut zu wissen: Insofern gibt es keine Normwerte für ein „gutes" oder „schlechtes" Mikrobiom.

Wichtig für ein gesundes Darmmikrobiom ist vor allem seine Artenvielfalt (Diversität). Bekannt sind bereits weit mehr als 1 000 verschiedene Bakterienarten – und noch längst sind nicht alle Arten identifiziert. Hinzu kommen die sogenannten Ur-Bakterien, die Archaeen, die etwa ein Prozent des Mikrobioms ausmachen und Methangas produzieren; sie sind – wie auch Bakterien – Einzeller, unterscheiden sich jedoch in der Zellzusammensetzung. Daher gelten sie neben Bakterien und Mehrzellern als eine dritte Domäne der Lebewesen. Ihre genaue Funktionsweise ist, wie bei fast allen Bakterien, nicht einfach zu ergründen. Einerseits gibt es Hinweise darauf, dass Ur-Bakterien entzündliche Darmerkrankungen begünstigen könnten. Andererseits tragen sie womöglich dazu bei, dass bestimmte Moleküle abgebaut werden, die Arteriosklerose („Arterienverkalkung") begünstigen. Und so ist es mit vielen Bakterienarten: Die meisten sind weder nur „gut" oder nur „böse".

Was oft übersehen wird: Das Darmmikrobiom besteht zu einem Anteil von zwei Prozent auch aus mikroskopisch kleinen Pilzen, etwa dem Hefepilz Candida albicans, der auch auf den Schleimhäuten im Mundraum und Genitalbereich vorkommt. Zwar können Pilze, wenn sie überhandnehmen, an entzündlichen Erkrankungen beteiligt sein, doch auch bei gesunden Menschen kommen sie als natürlicher Teil der Darmflora vor. Dort übernehmen sie wichtige Aufgaben wie die Eliminierung giftiger oder krebserregender Substanzen. Ein weiterer wichtiger Mitspieler in einem gesunden Mikrobiom sind Viren.

DAS DARM-VIROM (= Gesamtheit der Viren im Darm) ist zunehmend in den Fokus der Forschung gelangt: Die meisten der Viren agieren als Bakteriophagen, das heißt, sie befallen bestimmte Bakterienarten und können sie verändern oder zerstören. Daher spielen Viren eine wichtige Rolle bei der Abwehr bakterieller Krankheitserreger (etwa Salmonellen).

Ob Bakterien, Pilze oder Viren – niemand agiert im Mikrobiom für sich allein, alle Organismen stehen in ständiger Wechselwirkung. Und in der Gesamtheit bilden sie eine höchst komplexe Lebensgemeinschaft, die fein austariert ist. Trotzdem ist diese Mikroben-Gemeinschaft keineswegs starr in ihrer Zusammensetzung, sondern sie verändert sich ständig. Verspeisen wir zum Beispiel einen Maiskolben, der große Mengen einer bestimmten Form von Stärke enthält, vermehren sich aus dem Pool der Darmbakterien binnen weniger Stunden vor allem jene Mikroben, die diesen Ballaststoff besonders gut verwerten können. Insofern verändert sich unser Mikrobiom nach jeder Mahlzeit. Solange wir uns vielfältig und ballaststoffreich ernähren, ist das kein Problem. Doch wenn ein Mensch häufig Fertiggerichte, viel Fleisch, Zucker und Fett zu sich nimmt, kann dies auf Dauer sein Mikrobiom in eine Schieflage bringen. Dann, so vermuten Forscher, nimmt die Vielfalt ab. Als Folge haben die eher schädlichen Bakterien (die etwa Giftstoffe produzieren oder Entzündungen auslösen) auf einmal die Chance, sich zu vermehren.

Das führt zu der wichtigen Erkenntnis, dass unser Ökosystem im Darm nur dann bestmöglich all seine Aufgaben erfüllen kann, wenn dort eine große Vielfalt unterschiedlicher Spezies zusammenlebt. Zu einer vielfältigen Bakterienbesiedlung tragen besonders die vom Darm nicht aufgenommenen Nahrungsbestandteile bei. Vor allem sind das Ballaststoffe, aber auch resistente Stärken sowie schlecht verdauliche Kohlenhydrate (siehe S. 49). Derartige Substanzen, die das Mikrobiom günstig beeinflussen, bezeichnet man auch mit dem Begriff „Präbiotika" (siehe S. 108). Sie kommen vor allem in Gemüse und Vollkornprodukten vor. Auch etwa eine mediterrane Ernährung beeinflusst unser Darm-Mikrobiom und unsere Gesundheit günstig.

In westlichen Industriestaaten registrieren Forschende seit einiger Zeit, dass die Bakterienvielfalt im Verdauungssystem der Menschen zusehends schrumpft – anders etwa als bei Bewohnern des Amazonasgebiets, die sich traditionell von den Früchten, Pflanzen und Kleintieren des Regenwalds ernähren. In ihrem Verdauungstrakt lässt sich bis heute ein enormer Artenreichtum an Mikroorganismen nachweisen. Und sie kennen weniger jene Erkrankungen, die in Ländern mit einem westlich-industrialisierten Lebensstil so deutlich zugenommen haben: chronische Darmentzündungen, Typ-2-Diabetes, rheumatoide Arthritis, Asthma, Fettleibigkeit, Darmkrebs und Allergien. Möglicherweise, so eine These von Forschern und Forscherinnen, zieht ein gestörtes Mikrobiom die grundlegende Funktion des Immunsystems in Mitleidenschaft. Das wiederum befeuert womöglich Entzündungen, die sich vom Darm aus im ganzen Körper verbreiten und sogar Organe schädigen können. Eine Ursache für das Massensterben der Darmbakterien ist also die zunehmend einförmige, ballaststoffarme Ernährung vieler Menschen in modernen Industriegesellschaften. Doch es gibt wohl noch tiefer gehende Ursachen, die weiter zurückliegen, die in frühester Kindheit zu suchen sind.

So siedelt sich das Mikrobiom an

Schon die werdende Mutter hat mit ihrer Ernährung einen wichtigen Einfluss auf das spätere Mikrobiom ihres Kindes, insbesondere im letzten Drittel der Schwangerschaft. Zwar gelangen Bakterien nicht direkt zum Fötus, aber die Schwangere gibt bakterielle Botenstoffe und Stoffwechselprodukte über die Plazenta an ihr Kind weiter. Das lässt sein Darm-Immunsystem reifen. Insofern wirkt sich eine ab-

DER GESUNDE DARM

Unser Verdauungstrakt ist von Billionen Bakterien besiedelt – die allermeisten von ihnen sind höchst nützlich

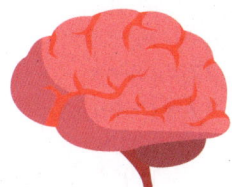

> 1000
Arten von Mikroorganismen kommen in einem gesunden Körper vor.

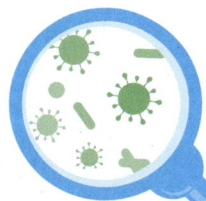

90 %
des Informationsflusses zwischen Darm und Hirn verlaufen von unten nach oben – so entstehen Gefühle wie Hunger oder Übelkeit

99 %
des körpereigenen Mikrobioms befinden sich im Verdauungstrakt

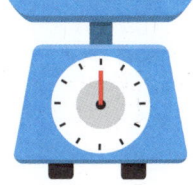

2 kg
Bakterien bilden das Mikrobiom und helfen, vor Infektionen zu schützen und einen gesunden Stoffwechsel zu unterstützen

Der Darm kann seine Funktionen auch ohne Aufsicht des Gehirns erfüllen.

70 %
des Immunsystems befinden sich im Magen-Darm-Trakt

wechslungsreiche und gesunde Ernährung schon frühzeitig positiv auf die nächste Generation aus.

Das Ungeborene verfügt allerdings noch über kein eigenes Mikrobiom. Erst während des Geburtsvorgangs kommt es zu einer Besiedlung mit Mikroben – indem das Kind mit der Vaginalschleimhaut der Mutter und ihren Darmkeimen in Kontakt kommt. Die Bakterien der Mutter gelangen dann auf die Haut und über den Mund des Neugeborenen in dessen Verdauungstrakt. Dort besiedeln sie erstmals den Darm des Kindes.

Kommt ein Kind per Kaiserschnitt zur Welt, besitzt es zunächst eine etwas andere Mikrobiom-Zusammensetzung, weil es nicht mit der Vaginalschleimhaut in Kontakt kommt, sondern vor allem mit den Hautbakterien der Mutter. Neuere Erkenntnisse deuten jedoch darauf hin, dass sich diese anfänglichen Unterschiede bereits einige Wochen nach der Geburt angeglichen haben. So verschwinden auch bei den normal geborenen Kindern die zu Beginn vorherrschenden Vaginalkeime. Daher wird das sogenannte Vaginal-Seeding, bei dem per Kaiserschnitt entbundene Kinder mit dem mütterlichen Vaginalschleim benetzt werden, von Fachleuten nicht empfohlen. Unsachgemäß durchgeführt, birgt es außerdem das Risiko für die Übertragung von Infektionskrankheiten.

VAGINAL-SEEDING: Entstanden ist der Trend, weil Kaiserschnitt-Kinder ein deutlich höheres Risiko für Allergien und Autoimmunerkrankungen haben – und es als gesichert gilt, dass das frühkindliche Mikrobiom für die Entwicklung eines leistungsfähigen Immunsystems wichtig ist. Man hatte diesen „Kaiserschnitt-Nachteil" auf die fehlenden Vaginalkeime zurückgeführt. Wahrscheinlich sind dafür aber andere Faktoren verantwortlich, wie etwa die Antibiotika, die Mutter und Kind bei Kaiserschnitt-Geburten vorbeugend verabreicht werden.

Nach klassischer Geburt verhindert die mütterliche Grundausstattung mit Mikroben, dass sich zu viele Krankheitserreger im Darm einnisten. Zudem sorgen diese Pioniere dafür, dass sich langfristig diverse weitere nützliche Bakterienarten im Darm ansiedeln, mit denen sie sich gut vertragen: Wie in einer Wohngemeinschaft, in der die ersten Mitglieder darüber bestimmen, wer noch einziehen darf. Doch so ganz friedlich vollzieht sich der Aufbau des kindlichen Mikrobioms nicht. Denn auch der weitaus größte Teil der Abwehrzellen befindet sich im Darm. Damit das Neugeborene von Beginn an geschützt ist, hat ihm seine Mutter über ihr Blut während der Schwangerschaft Antikörper übertragen. Diese Abwehrzellen sind bis zur Geburt noch niemals auf eine Mikrobe gestoßen. Im Darm des Kindes begegnen sie dann ungefährlichen Bakterien als auch invasiven Keimen, die versuchen, durch das Darmgewebe ins Körperinnere vorzustoßen. Die Abwehrzellen lernen dabei, gefährliche von harmlosen Keimen zu unterscheiden – und Erstere zu bekämpfen. Auf diese Weise kann sich nach und nach ein stabiles Mikrobiom aufbauen.

Unterstützt wird dieser Prozess durch das Stillen, besonders dann, wenn im Darm der Säuglinge spezielle Bifidobakterien vorhanden sind. Die können bestimmte Kohlenhydratketten der Muttermilch, sogenannte Humane Milch-Oligosaccharide (HMO), verwerten. Diese „Fütterung" der Bifidobakterien ist wichtig für eine gesunde Ausprägung des Immunsystems und für die Vermeidung von Entzündungsvorgängen. Sollten die Bifidobakterien fehlen, können sie Säuglingen in Form eines Probiotikums zugeführt werden. Für Kinder, die nicht gestillt werden können, sind spezielle probiotische Präparate erhältlich. Die enthalten neben Bifidobakterien auch Galakto-Oligosaccharide, die natürlicherweise in der Muttermilch vorkommen. Was während und kurz nach der Geburt im Darm geschieht hat also großen Einfluss auf die lebenslange Gesundheit. Deshalb ist es so wichtig, dass der kindliche Organismus in dieser kritischen Phase, in der das Immunsystem noch formbar ist, möglichst vielen Trainingspartnern begegnet, sich an unterschiedlichen Gegnern misst.

Alles, was ein Kind in den ersten Monaten seines Lebens in den Mund bekommt, wird die Bakterienflora weiter bereichern. Dazu gehören die Mikroben anderer Menschen, aber auch jene im Essen, im Fell von Haustieren, ja sogar im Schmutz vom Fußboden. Auf diese Weise siedeln sich immer mehr unterschiedliche Mikroben im Verdauungstrakt an, es entsteht eine große Diversität. Verläuft alles gut, haben sich nach etwa einem Jahr 200 bis 400 Bakterienspezies im Darm des Säuglings etabliert. Siedeln sich jedoch nur sehr wenige Bakterienarten oder viele für den Organismus eher negative Mikroorganismen an, funktioniert oftmals das Zusammenspiel zwischen ihnen und dem Immunsystem nicht optimal. Dadurch steigt die spätere Anfälligkeit für Zivilisationskrankheiten wie Allergien oder Herz-Kreislauf-Erkrankungen. Eine extrem hygienisch saubere Umwelt und im Übermaß eingesetzte Desinfektionsmittel erschweren insofern die Entwicklung eines gesunden Mikrobioms.

Hat sich jedoch eine vielfältige und stabile Mikroben-Gemeinschaft im Darm herausgebildet, so bleibt sie uns lange erhalten. Erst im Alter von 60 bis 80 Jahren ändert sich das langsam wieder: Die Zahl der Bakterienspezies nimmt nach und nach ab, und das Immunsystem wird schwächer. Weshalb es dazu kommt, haben Wissenschaftler noch nicht ergründen können.

Vielfältige Aufgaben

Die bakteriellen Begleiter erfüllen Aufträge, die weit über das bloße Verdauen von Nahrungsmitteln (siehe S. 17) hinausgehen. Wie in einem Ökosystem besetzt jedes Bakterium mit seinen individuellen Fähigkeiten eine eigene Nische und hat spezielle Aufgaben.

So wird etwa das Vitamin Biotin, das für gesunde Haut, Haare und für die Infektabwehr wichtig ist, nicht nur über die Nahrung aufgenommen, sondern auch von unseren Darmbakterien hergestellt. Kurzkettige Fettsäuren, die von Darmbakterien produziert werden, versorgen die Zellen der Darmschleimhaut mit Energie – und sie wirken zudem entzündungslindernd.

 MUSKELKATER: Vor einiger Zeit entdeckten Forschende sogar, dass bestimmte Darmbakterien leistungssteigernd wirken könnten. Bei Langstreckenläufern fanden sie nach einem Marathon besonders viele Bakterien im Darm, die Milchsäure abbauen – jenen Stoff, der bei längerer Anstrengung in den Muskeln entsteht und zum Muskelkater führt.

Beim Abbau unverdaulicher Nahrungsbestandteile entstehen Produkte, die wiederum für die Energieversorgung der Darmschleimhautzellen notwendig sind. Zudem werden sogenannte bioaktive Substanzen gebildet, wie etwa Botenstoffe für das Nervensystem. Das Mikrobiom kann zudem krebserregende Stoffe zerstören und entzündungshemmend wirken. Die Darmpilze wiederum tragen dazu bei, die Schleimschicht zu stärken und Schadstoffe zu beseitigen. Die Viren des Mikrobioms sind besonders an der Immunabwehr von Krankheitserregern beteiligt.

Wenn das Gleichgewicht ins Wanken gerät

In so einem fein austarierten System wie dem Mikrobiom kann es natürlich auch zu Problemen kommen. Ursache könnte eine sehr einseitige Ernährung sein. Aber auch Medikamente, vor allem Antibiotika, verändern das Mikrobiom zum Teil erheblich. Diese medizinischen Wirkstoffe, die gerade dazu bestimmt sind, gefährliche Bakterien abzutöten, eliminieren oft auch einen Großteil des Darm-Mikrobioms. So hilfreich Antibiotika bei einer Lungenentzündung oder einem Harnwegsinfekt auch sind, so können sie gleichzeitig das Ökosystem des Verdauungstrakts für Monate, manchmal sogar dauerhaft schädigen.

Aber auch über längere Zeit eingenommene Magensäureblocker oder Medikamente zur Eindämmung des Immunsystems (etwa „Cortison") können die Diversität im Darm ins Wanken bringen. Bei einer Störung dieses Gleichgewichts (Dysbiose) sind mitunter einzelne Bakterienstämme zugrunde gegangen, während andere womöglich dominieren; eine reduzierte Diversität ist aber auf jeden Fall nachteilig. Andererseits kann ein gesundes Mikrobiom über gänzlich unterschiedliche Mikroben-Zusammensetzungen verfügen und dennoch seine Aufgaben gut erfüllen. Es scheint also weniger auf die „Familienzugehörigkeit" der Bakterien anzukommen, sondern eher auf ihre jeweilige „Berufsausbildung".

Störungen im Mikrobiom lassen sich mit vielen Krankheiten in Zusammenhang bringen, wobei nicht immer klar ist, ob das Mikrobiom die Krankheit verursacht – oder die Erkrankung zuvor die Veränderung im Mikrobiom angestoßen hat. Bemerkenswert ist auf jeden Fall, dass Mikrobiom-Störungen auch bei Krankheiten außerhalb des Magendarm-Trakts beobachtet werden: zum Beispiel bei Stoffwechselerkrankungen (etwa Diabetes, Fettleibigkeit, metabolisches Syndrom) und bei immunologischen Erkrankungen (Allergien, Hauterkrankungen, Asthma). Auch bei neurologisch-psychiatrischen Erkrankungen (Demenz, Alzheimer, Parkinson, Depressionen, Angststörungen, Psychosen, Autismus) werden Zusammenhänge mit dem Darm-Mikrobiom vermutet.

Stuhltransplantation – eine ungewöhnliche Therapie

Um ein gestörtes Mikrobiom zu verändern und im Idealfall zu verbessern, gibt es verschiedene Möglichkeiten. Naheliegend ist in jedem Fall eine dauerhafte Ernährungsumstellung, weg von einer eher einseitigen zucker- und fetthaltigen Kost, hin zu einer vielfältigen zuckerarmen und ballaststoffreichen. Aber auch die Gabe von bestimmten Präparaten (Präbiotika, Probiotika oder Synbiotika, mehr dazu siehe S. 108 und S. 110), die das Mikrobiom günstig beeinflussen sollen, kann sinnvoll sein. In manchen Situationen nützt sogar der Einsatz von Antibiotika, denn dadurch kann es zu einer Art „Neustart" der Mikrobiom-Zusammensetzung kommen. Das Problem dieser Ansätze ist jedoch, dass sich keine gezielten Veränderungen der Zusammensetzung des Mikrobioms vornehmen lassen. Zudem ist die Wirksamkeit und die jeweils konkrete Auswirkung aller Medikamente und Nahrungsergänzungsmittel-Präparate im Einzelfall nicht vorhersehbar.

Bislang gibt es nur gegen die gefährliche Vermehrung eines Bakteriums namens Clostridioides difficile eine sehr wirksame Behandlungsmethode. Betroffene leiden bei dieser Erkrankung unter oftmals wiederkehrenden Darminfektionen, die meist schwer und zum Teil sogar lebensbedrohlich verlaufen. Wenn Antibiotika-Behandlungen dann nicht ausreichen, wählen Ärztinnen, Ärzte den fäkalen Mikrobiom-Transfer, die sogenannte Stuhltransplantation.

 DAS TRANSFER-PRINZIP kannte man schon im antiken China: Dort waren Stuhlaufschwemmungen („gelbe Suppe") zur Behandlung von Bauchschmerzen und Durchfall ein Mittel der traditionellen Medizin. Auch die nordafrikanischen Beduinen verzehren schon seit Langem Kameldung, um Durchfallerkrankungen zu behandeln.

In Deutschland wird der verflüssigte Spenderstuhl, der zuvor auf schädliche Bakterien und Viren untersucht worden ist, durch Endoskopie verabreicht. Ziel ist die Ansiedlung eines günstigeren Mikrobioms im Darm. Die Methode hat bei der Behandlung der Clostridioides difficile-Infektion eine erstaunlich hohe Erfolgsrate: In den meisten Fällen gelingt eine rasche und anhaltende Ausheilung der gefährlichen Darmentzündung. Die Methode ist dabei sämtlichen anderen möglichen Therapieansätzen weit überlegen. Versuchsweise wurden mit dieser Methode auch Patienten mit der chronisch entzündlichen Darmerkrankung Colitis ulcerosa behandelt, dabei war die Erfolgsrate allerdings deutlich geringer. In den USA und anderen Ländern wird bereits daran geforscht, aus Spenderstuhl gereinigte Bakterienextrakte zu gewinnen und als standardisiertes Präparat auf den Markt zu bringen. Solche konzentrierten Bakterienextrakte könnten dann als Kapseln eingenommen werden. Ein erstes verkapseltes mikrobiota basiertes Biotherapeutikum ist vor Kurzem in den USA als Arzneimittel zugelassen worden.

Das Problem dieser Methode ist ihre Unberechenbarkeit, denn jeder Spenderstuhl ist anders. Die Fachleute wissen derzeit noch nicht genau, warum manche Spenden besser wirken als andere. Außerdem besteht die Möglichkeit, dass mit dem Stuhl auch „versteckte" Krankheiten übertragen werden. Insofern ist die sorgfältige Auswahl der Spendenden extrem wichtig. Wer spendet, sollte sorgsam auf Infektionskrankheiten untersucht werden und sollte keine körperlichen oder seelischen Erkrankungen haben, möglichst auch nicht gehäuft in seiner Familie. So gibt es zum Beispiel Hinweise darauf, dass der Stuhl von Menschen mit Darmkrebs ein mögliches Darmkrebs-Risiko für den Empfänger bedeutet. Zudem gibt es Berichte, wonach schlanke Menschen nach einem Transfer von Stuhl übergewichtiger Menschen ebenfalls übergewichtig geworden sind.

 VERJÜNGUNG NICHT AUSGESCHLOSSEN: Forschende konnten nachweisen, dass das Mikrobiom erheblichen Einfluss aufs Altern hat. Dazu wurde alten Mäusen Kot junger Tiere verabreicht und umgekehrt. Daraufhin passte sich der Stoffwechsel an: Die Spender-Mikroben der alten Tiere hatten das zentrale Nervensystem junger Mäuse altern lassen. Bei den alten Mäusen verjüngte es sich. Sie waren außerdem lernfähiger und hatten ein besseres Langzeitgedächtnis als unbehandelte Altersgenossen.

Es existieren auch Hinweise darauf, dass durch eine Stuhltransplantation psychische Verhaltensmuster übertragen werden könnten. In Experimenten mit Mäusen hatten Mediziner Stuhl von Patienten mit Angststörung auf gesunde Mäuse übertragen. Die Empfänger-Mäuse wurden daraufhin ängstlicher, sie brauchten beispielsweise wesentlich länger als zuvor, um von einer Plattform zu springen. Auch ihr

Mut, sich schutzlos in heller Umgebung aufzuhalten, sank deutlich. Es gibt auch Berichte von Patienten, die eine Stuhltransplantation erhielten und anschließend unter unerklärlichen depressiven Verstimmungen litten, obwohl sie zuvor seelisch gesund waren. Das bedeutet, dass bei Stuhltransplantationen sehr gewissenhaft Risiko und Nutzen abgewogen werden müssen. Ein Wundermittel ohne mögliche Nebenwirkungen ist ein solcher Eingriff nicht. Und doch weist er auf etwas hin, was sich in den letzten Jahren immer deutlicher gezeigt hat: Dass es eine enge Verbindung zwischen dem Mikrobiom im Darm und unserem Gehirn gibt, und dass sich beide gegenseitig beeinflussen. Mehr dazu lesen Sie im folgenden Abschnitt.

Welche Rolle die Psyche spielt

Schon Redewendungen zeigen, dass Kopf und Bauch in Verbindung stehen. Und da ist tatsächlich was dran.

Sie kennen das bestimmt: Da gibt es eine unangenehme Situation, die Ihnen „auf den Magen schlägt". Vielleicht haben Sie nach dem Gespräch mit Ihrem Chef den „Ärger heruntergeschluckt". Und am Abend kommt es überraschend zu einer Begegnung, bei der Sie „Schmetterlinge im Bauch" verspüren. Der Tag ist gerettet. Auch den umgekehrten Weg kennen wir, wenn der Bauch auf die Psyche einwirkt: Dann lässt uns aufflammender Heißhunger missmutig werden. Und eine köstliche Mahlzeit wirkt oft stimmungsaufhellend.

Wie hängt das zusammen? Dazu muss man wissen, dass sich nicht nur im Gehirn zahllose Nervenzellen befinden. Ein Geflecht aus Millionen von Nervenzellen umgibt auch Dünndarm und Dickdarm: Es wird auch als „Bauchhirn" bezeichnet. Dieses „Neuronengeflecht" kann Informationen aufnehmen, verarbeiten und selbstständig Reaktionen bewirken. Über den Vagusnerv ist es zudem direkt mit dem Gehirn verbunden. Diese „Datenautobahn" tritt in zwei Strängen aus dem Gehirn aus und erreicht über vielfältige Verästelungen weite Teile des Verdauungssystems vom Rachen bis zum Dickdarm. Über diese Darm-Hirn-Achse findet ein reger Informationsaustausch statt. Der Vagusnerv ist aber nur einer von drei Wegen, auf denen Darm und Gehirn miteinander kommunizieren. Schmerzreize etwa werden hauptsächlich via Rückenmark an das Gehirn gesendet. Umgekehrt können schmerzhemmende Signale vom Gehirn via Rückenmark zurück an den Darm geschickt werden. Störungen in diesem System können zu einer gesteigerten Schmerzwahrnehmung führen. Der dritte Kommunikationsstrang läuft über Botenstoffe, die im Magen-Darm-Trakt produziert werden und über die Darmschleimhaut und das Blut zum Gehirn transportiert werden.

Es ist also längst nicht so, dass unser Gehirn der alleinige Dirigent des Körpers ist und alle Organe nur dessen Funktion dienen. Auch das Bauchhirn ist ein wichtiger Mitspieler. Insofern ist der Darm viel mehr als nur ein Verdauungsorgan. Man könnte ihn wohl besser als das Sprachrohr unseres Bauches bezeichnen.

Damit sich Kopf und Bauch nicht ständig von Neuem koordinieren müssen, speichert unser Gehirn die Botschaften aus dem Bauch offenbar ab. Sie bewirken dann jenes gute oder ungute Bauchgefühl, das uns zuweilen hilft, Entscheidungen zu treffen. Wer auf seinen Bauch hört, folgt damit gewissermaßen seinem zweiten Gehirn.

Das Nervensystem im Darm würde sogar ohne das Kopfhirn klarkommen, für seine Verdauungsaufgaben benötigt es keine Einmischung. Wichtig ist die Darm-Hirn-Achse aber für die Vermittlung von Befindlichkeiten des Magen-Darm-Trakts, etwa die Regulierung von Hunger und Sättigung. Der im Magen gebildete Botenstoff Ghrelin regt im Gehirn das Gefühl von Hunger an. Sein Gegenspieler, das Hormon Glukagon-Like-Peptid 1, signalisiert dem Gehirn hingegen: Ich bin satt. Dieser Botenstoff wird im Dünndarm ausgeschüttet, wenn dort Nahrung ankommt.

Der Magen-Darm-Trakt sendet auch ein Alarmsignal ans Kopfhirn, wenn wir etwas Verdorbenes gegessen haben – uns wird dann übel. Auch Schmerzsignale werden an das Gehirn weitergeleitet. In beiden Fällen erhält der Organismus die Information, dass etwas nicht stimmt und Gegenmaßnahmen ergriffen werden müssen. Infolge der Übelkeit übergeben wir uns womöglich, während der Schmerz uns dazu bringt, innezuhalten und zu ruhen. Ist hingegen alles in Ordnung, interpretiert das Gehirn die Bauchsignale in Wohlsein – und wir fühlen uns gut. Fachleute gehen davon aus, dass etwa 90 Prozent des Informationsflusses von unten nach oben erfolgt, also vom Darm an das Gehirn. Dort werden sie unter anderem in jenen Regionen verarbeitet, die unsere Emotionen beeinflussen. Nur Zehn Prozent der Nachrichten gehen vom Gehirn an den Darm. So kann das Gehirn in akuten Stresssituationen über eine Aktivierung des autonomen Sympathikus-Nervensystems Magen-Darm-Funktionen beeinflussen. Die Durchblutung im Darm wird dann reduziert und er reguliert seine Tätigkeit herunter, das Hungergefühl schwindet. Damit spart der Körper Energie ein. Die steht nun zur Verfügung für Reaktionen, die in früheren Zeiten wichtiger waren als heute: zur schnellen Flucht oder zum kräftezehrenden Kampf, etwa wenn unsere Vorfahren einem gefährlichen Raubtier gegenüberstanden.

Solche Stressphasen waren nur von kurzer Dauer, und sie haben dem Darm nicht geschadet. Überlebte der Mensch, nahm auch der Darm wieder seine normale Tätigkeit auf. Heute sind wir hingegen oftmals einem Dauerstress ausgesetzt, und der kann zusätzlich über Stresshormone bei manchen Menschen zu Veränderungen der Magen-Darm-Funktionen wie Motorik, Sensorik, Darmbarriere und Immunsystem führen. Die Darmschleimhaut kann Schaden nehmen, und feindliche Bakterien haben die Chance, sich massenhaft zu vermehren. Die wichtige Barrierefunktion und die Immunfunktion des Darms sind dann beeinträchtigt.

Und noch etwas kommt hinzu: Chronischer Stress kann zu einer gesteigerten Wahrnehmung ansonsten vielleicht unbewusst bleibender Signale führen. So zeigen Studien bei Reizdarmpatienten, dass Signale aus dem Verdauungstrakt zu einer deutlich stärkeren Hirnaktivierung führen als bei Gesunden. Dies betrifft besonders auch Hirnregionen, die mit der emotionalen Bewertung von Signalen beschäftigt sind. Diese werden dann nicht nur als „neutral" abgespeichert, sondern als „unangenehm" eingestuft und wahrgenommen.

Seelische Schieflagen

Chronischer Stress kann also Verdauungsbeschwerden verursachen, andersherum können Erkrankungen des Verdauungstrakts auch aufs Gemüt schlagen, mit Depressionen und Ängstlichkeit einhergehen. Es kann ein regelrechter Teufelskreis entstehen, eine Dauerschleife zwischen Bauchbeschwerden und psychischer Belastung. Aber durch die enge Kopf-Bauch-Verbindung gibt es die Chance, dies therapeutisch zu nutzen, indem etwa durch gezielte Entspannungsmethoden

Ruhe ins System gebracht wird, sodass gleichzeitig die Bauchbeschwerden und die daran gekoppelten Ängste und depressiven Stimmungen gelindert werden (siehe S. 89 und S. 94).

Selbst bei neurologischen Erkrankungen wie Parkinson zeigt sich, wie eng Verdauungssystem und Gehirn verknüpft sind. Manche Bakterien im Darm haben sich auf den Botenstoff Dopamin spezialisiert, dessen Mangel die Parkinson-Krankheit kennzeichnet. Nachdem Forscher Mäusen Darmbakterien von Parkinson-Patienten übertrugen, fanden sich im Darm der Tiere Proteine, die den Dopaminstoffwechsel erlahmen ließen. Die schädlichen Proteine wurden offenbar von der Darmschleimhaut aufgenommen. Über den Vagusnerv bewirkten sie die Bildung solcher Eiweiße auch im Gehirn, die Mäuse erkrankten. Hatten die Forscher den Vagusnerv zuvor durchtrennt, blieben die Mäuse gesund.

> **UNSER KOPFHIRN** wird nicht nur vom Bauchhirn beeinflusst, sondern auch vom Mikrobiom. Die Billionen Bakterien in unserem Verdauungstrakt steuern offenbar maßgeblich mit, welche Signale der Darm zum Kopf sendet – und nehmen damit Einfluss auf den Zustand unseres Körpers und unserer Seele.

Viele der Darmbakterien produzieren Botenstoffe wie zum Beispiel Serotonin oder dessen Vorstufe Tryptophan. Serotonin selbst kann die sogenannte Blut-Hirn-Schranke nicht überwinden, also nicht direkt vom Blut ins Gehirn gelangen. Tryptophan gelingt jedoch genau das. Im Gehirn wird die Substanz dann zu Serotonin umgewandelt. Inzwischen existiert eine wachsende Zahl wissenschaftlicher Belege, wonach Veränderungen des Mikrobioms Einfluss nehmen auf psychische Erkrankungen. Ändert sich die Darmflora, etwa durch eine einseitige Ernährung oder Antibiotika, so kann man sich leicht vorstellen, dass dies auch die Produktion der Botenstoffe in Mitleidenschaft zieht.

Doch wir sind unserer Darmflora nicht schutzlos ausgeliefert. Was wir an Speisen und Getränken zu uns nehmen, wirkt sich erheblich auf unser Mikrobiom aus. Wichtig ist vor allem, dass es artenreich ist – denn umso positiver sind dann die Effekte der Botenstoffe auf Körper und Geist.

WENN DER DARM GEREIZT IST

Sehr viele Frauen und Männer plagen sich mit Verdauungsbeschwerden herum. Das macht den Alltag oft zur Qual. Verantwortlich dafür ist in vielen Fällen ein Reizdarm.

Was die Forschung heute weiß

Das Reizdarmsyndrom ist eine der häufigsten Erkrankungen des Verdauungssystems.

Bei mehr als vier Prozent der Erwachsenen in Deutschland sind die Diagnosekriterien eines Reizdarmsyndroms erfüllt. Hinzu kommen weitere elf Prozent der Erwachsenen mit chronischen reizdarmartigen Beschwerden und rund sieben Prozent mit einem Reizmagen.

 ALTER UND GESCHLECHT: Die Zahl der diagnostizierten Fälle ist in den letzten Jahren deutlich angestiegen, was nicht zuletzt auch an der größeren Aufmerksamkeit gegenüber Darmerkrankungen liegt. Bei rund der Hälfte der Patienten zeigen sich die Symptome erstmals schon vor dem 35. Lebensjahr, bei manchen reichen die Anfänge sogar bis in die Kindheit zurück. Nach dem 60. Lebensjahr treten kaum noch neue Fälle auf. Frauen sind in der Gesamtheit mindestens doppelt so häufig betroffen wie Männer.

Reizmagen und Reizdarm gehören zu den sogenannten funktionellen Erkrankungen. Der Begriff „funktionell" wird von Ärzten für Krankheiten genutzt, für die sich in normalen medizinischen Untersuchungen keine klare Ursache finden lässt. Das heißt allerdings nicht, dass die Symptome einer „funktionellen" Erkrankung rein psychisch oder psychosomatisch bedingt sind. Richtiger ist die Vorstellung, dass komplexe Funktionsstörungen eines Organs, in dem Fall des Darms oder des Magens, für die Beschwerden verantwortlich sind.

Wenn Sie betroffen sind, haben Sie nicht selten sogar beide Probleme gleichzeitig, also einen Reizdarm und einen Reizmagen. Bei Ihnen treten dann Störungen in mehreren „Etagen" des Magen-Darm-Trakts auf. Das ist insofern nicht sonderlich erstaunlich, als dass sich das Darmnervensystem (siehe S. 10) organübergreifend durch den gesamten Magen-Darm-Trakt erstreckt.

Womöglich gehen Sie, wie auch viele andere Menschen, davon aus, dass Reizdarm eine moderne Wohlstandsdiagnose ist. Jedoch finden sich die ersten anekdotischen Berichte über das Syndrom bereits vor mehr als 2000 Jahren bei Hippokrates, dem berühmtesten Arzt des Altertums, der einen Patienten mit Bauchbeschwerden, verändertem Stuhlverhalten, Blähungen und Stuhldrang beschrieb – also den typischen Symptomen eines Reizdarms.

Im 19. Jahrhundert berichtete William Osler, einer der Väter der modernen Medizin, über eine „Muköse Kolitis", eine schleimige Darmentzündung. Anfang des 20. Jahrhunderts fand dann der Begriff „irritables Kolon", gereizter Dickdarm, Eingang in medizinische Schriften. In den 1960er-Jahren sprachen Ärzte erstmals vom „Irritable Bowel Syndrome" – was nichts anderes ist als der im englischen Sprachraum gebräuchliche Begriff für Reizdarmsyndrom. Inzwischen gibt es auch eine klare Definition des Reizdarmsyndroms, die in den medizinischen Behandlungsleitlinien für Ärzte festgehalten ist. Demnach müssen drei Bedingungen vorliegen:

1 DIE DAUERHAFTIGKEIT: Chronische, mindestens seit drei Monaten bestehende oder rezidive Darmbeschwerden (etwa Bauchschmerzen, Blähungen), die in der Regel mit einem veränderten Stuhlgang einhergehen (fester oder flüssiger).

2 DER LEIDENSDRUCK: Das Ausmaß der Beschwerden ist so groß, dass der oder die Betroffene ärztliche Hilfe sucht, und dass seine oder ihre Lebensqualität nachvollziehbar beeinträchtigt wird.

3 DER AUSSCHLUSS ANDERER URSACHEN: Bei der Diagnostik dürfen sich keine anderen Krankheitsbilder-Befunde ergeben, die die Symptome der Patientin oder des Patienten erklären könnten.

Die Symptome

Falls bei Ihnen ein Reizdarm oder Reizmagen diagnostiziert worden ist, sind die jeweiligen Symptome dennoch meist unspezifisch. Sie können diverse Ursachen haben und fallen, was deren Ausmaß angeht, oft sehr unterschiedlich aus. Manchmal verschwinden Symptome auch wieder für eine gewisse Zeit. Sehr charakteristisch sind krampfartige Schmerzen und Missempfindungen im Bauch. Mitunter lassen sie nach einer Stuhlentleerung nach, sie können sich dadurch aber in manchen Fällen auch verschlimmern. Teilweise haben Sie womöglich den Eindruck, dass Sie Ihren Darm nicht richtig erleichtern können – Sie haben das Gefühl, sich nicht vollständig entleert zu haben. Typisch ist zudem ein in der Frequenz und der Konsistenz der Ausscheidungen veränderter Stuhlgang. Es tritt beispielsweise oft Durchfall auf und Sie müssen ständig zur Toilette, teils verbunden mit sehr heftigem Stuhldrang. Oder aber Sie leiden unter Verstopfung und hartem Stuhl. Oder beides wechselt sich ab. Je nachdem, was vorherrschend ist, wird das Reizdarmsyndrom in drei unterschiedliche Typen eingeteilt.

DIE REIZDARMTYPEN: Der RDS-D-Durchfalltyp (Diarrhoe-dominantes Reizdarmsyndrom) zeichnet sich durch überwiegend sehr weichen bis flüssigen Stuhl aus, RDS-O durch überwiegend harten bis sehr harten Stuhl. Beim RDS-M-Mischtyp wechseln sich Durchfall und Verstopfung ab. Diese Wechsel sind auch innerhalb eines Tages möglich.

Betroffene können allerdings im Laufe der Zeit auch Typ-Wechsel erleben. Dennoch ist eine Zuordnung sinnvoll, da sie bei der Planung von weiteren Untersuchungen und Behandlungen hilfreich ist. Viele Patienten erleben einen vermehrten Schleimabgang über den Stuhl. Oft bläht sich der Bauch immer wieder prall auf. Sie fühlen sich womöglich voll, auch wenn sie gar nicht viel gegessen haben, haben unangenehme Darmwinde. Nachts sind viele der Beschwerden in der Regel vermindert, ohne allerdings zu verschwinden.

Oft haben Betroffene zusätzlich Symptome, die für das eigenständige Krankheitsbild Reizmagen typisch sind. Dazu zählen Schmerzen, Druck- und Völlegefühl im Oberbauch, eine frühe Sättigung, mitunter verbunden mit Übelkeit und (eher selten) Erbrechen. Häufig kommen Symptome einer Refluxerkrankung wie Sodbrennen oder Aufstoßen hinzu. Oft reichen die Symptome sogar über den Bauchraum hinaus: Appetitlosigkeit, Kopf-, Gelenk- oder Muskelschmerzen, Müdigkeit oder Erschöpfung kommen dann womöglich hinzu. Die Häufigkeit und die Heftigkeit der Symptome können erheblich schwanken. Bei vielen ist die Situation jedoch so schlimm, dass sie sich oft niedergeschlagen und bedrückt fühlen und sich zunehmend aus dem Alltag zurückziehen. Schlimmstenfalls trauen sie sich kaum mehr aus dem Hause, weil sie sich genieren, dass ihr Darm geräuschvoll seine Verdauungstätigkeit meldet oder sie ständig eine Toilette aufsuchen müssen.

 STUDIEN BELEGEN, dass die Lebensqualität bei einem Reizdarmsyndrom deutlich reduziert ist. Sie ist sogar vergleichbar schlecht wie bei anderen chronischen Erkrankungen, etwa einem Diabetes, einer Nieren- oder Herzschwäche. Nicht wenige Patienten entwickeln Ängste, manche werden depressiv. Das kann sich über die Darm-Gehirn-Achse (siehe S. 31) wiederum negativ auf den Reizdarm auswirken: Ein Teufelskreis entsteht.

Erschwerend wirkt sich vielfach aus, dass die Symptome von Ihrem Umfeld und sogar von manchen Ärzten auch hier eher abgetan werden, so, als ginge es um eine reine Befindlichkeitsstörung. Tatsächlich gibt es nach wie vor viele Vorurteile gegenüber dem Reizdarmsyndrom. Womöglich müssen Sie mit Äußerungen leben wie „Du bist selber schuld mit deiner Ernährung und Lebensführung", „Du bist ja total auf deinen Stuhlgang fixiert" oder „Die Untersuchungen haben doch alle nichts ergeben – so schlimm kann es also nicht sein". Derartige Urteile gehen aber an den realen Problemen vorbei.

Ursachen und Diagnose

Die genauen Auslöser eines Reizdarmsyndroms sind noch nicht vollständig verstanden.

Die Wissenschaft geht heute von einer sogenannten multi-faktoriellen Krankheitsentstehung aus. Immerhin ist es Forschenden gelungen, Besonderheiten auszumachen, die bei Reizdarm- und Reizmagenpatienten auffällig häufig zu beobachten sind und das Wesen der Leiden erhellen könnten. Wobei zu erwähnen ist, dass keineswegs in jedem Fall alle Störungen bei allen Betroffenen vorliegen. Klar ist zumindest: Oftmals sind die Bewegungen im Verdauungstrakt verändert, die sogenannte Magen-Darm-Motilität. Bei Patienten mit häufiger Verstopfung transportiert der Darm die Nahrung oft nur schleppend, bei jenen mit Neigung zu Durchfall wird sie eher zu schnell vorangeschoben. Die Dehnbarkeit des Magens ist ebenfalls häufig gestört, was sich beim Essen bemerkbar macht, mit Folgen wie Völlegefühl und Übelkeit. Auch ist der Abtransport von (meist völlig normalen) Gasansammlungen vielfach gestört.

Was sehr oft der Fall ist: Die Barrierefunktion Ihres Darms ist beeinträchtigt. Obwohl er sich innerhalb des Körpers befindet, ist er mit Abstand unsere größte Kontaktfläche zur Außenwelt – um ein Vielfaches ausgedehnter als unsere äußerliche Haut. Das ist insofern sinnvoll, als dass die Nährstoffe und das Wasser aus den Mahlzeiten auf diese Weise sehr effektiv, in die Blutbahnen aufgenommen werden können (siehe S. 16). Damit verbunden ist aber, dass die Darmoberfläche auch eine enorm große Angriffsfläche für Viren und Bakterien sowie andere schädliche Substanzen bietet. Damit diese nicht in den Darm gelangen, gibt es dort verschiedene Abwehrmechanismen, die als Darmbarriere bezeichnet werden. So sorgen spezialisierte Zellen in der Darmschleimhaut dafür, dass Schleimstoffe gebildet werden, die als eine Art Schutzschild wirken. Krankheitserreger verfangen sich dann in der Schleimschicht und gelangen gar nicht erst in die Darmwand. Auch ein Großteil der Abwehrzellen des Immunsystems befindet sich in der Darmschleimhaut, um dort Schadstoffe und Keime zu neutralisieren. Es ist also eine sehr komplexe Aufgabe, die der Darm übernimmt. Er muss ständig entscheiden, welche Substanzen die Barriere passieren dürfen, und welche nicht. Insofern überrascht es nicht, dass eine Störung dieser Barriere erhebliche Folgen für die Gesundheit haben kann. Zeigt die Darmschleimhaut eine verstärkte Durchlässigkeit, spricht man in Fachkreisen auch vom Leaky-Gut-Syndrom (Undichter-Darm-Syndrom). Zu solchen Störungen kann es unter anderem infolge einer ungünstigen Ernährungsweise, durch Entzündungen, permanenten Stress oder infolge von Behandlungen mit Antibiotika kommen.

Eine der wichtigsten Entdeckungen der letzten Jahre war, dass bakterielle Darminfekte oder Antibiotika-Therapien tatsächlich ein Reizdarmsyndrom auslösen können. Das ist inzwischen durch eine Vielzahl wissenschaftlicher Studien belegt. In diesen Fällen sprechen Mediziner von einem post-infektiösen beziehungsweise post-antibiotischen Reizdarmsyndrom.

EINE KOMPLEXE DIAGNOSE

Auf die Anamnese, bei der Kriterien für ein Reizdarmsyndrom sowie psychologische Komorbiditäten abgeklärt werden, folgt die eigentliche Diagnose.

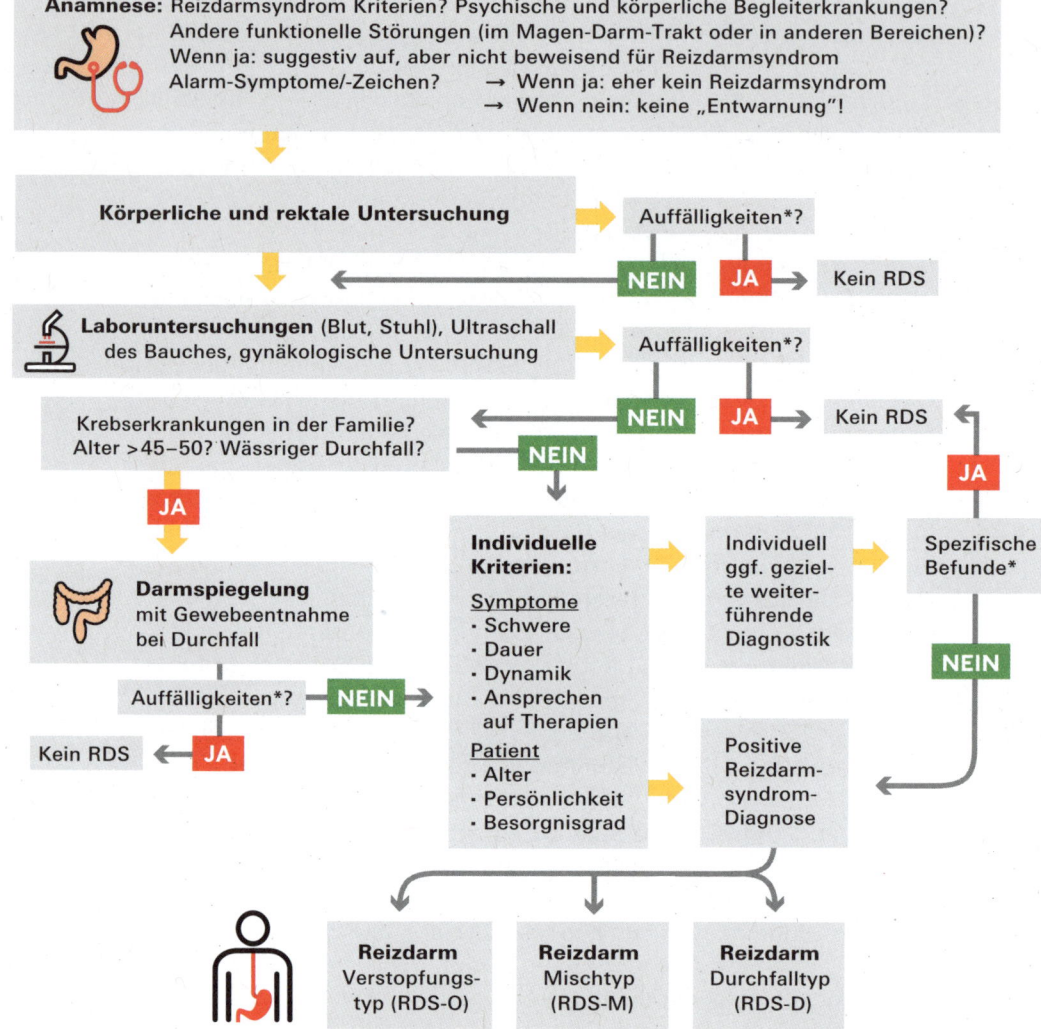

* Auffälligkeiten oder Befunde, die die Beschwerden erklären können

Im Zuge der Reizdarmforschung stehen die folgenden Faktoren derzeit vermehrt im Fokus: Zum einen belegen Studien, dass das Mikrobiom (siehe S. 19) im gereizten Darm verändert ist. Oft ist die Vielfalt der Bakterienarten geringer als bei Gesunden, auch scheinen sich bestimmte Mikroben vermehrt anzusiedeln. Wie das gestörte Gleichgewicht der Darmflora mit den Beschwerden zusammenhängt und ob es diese möglicherweise sogar auslöst, ist bislang allerdings noch nicht aufgeklärt. Zum anderen besteht bei einem Teil der Reizdarmpatienten eine gesteigerte Schmerzempfindlichkeit.

Normalerweise laufen Verdauungsvorgänge unbewusst ab, was auch gut ist, denn der Magen-Darm-Trakt ist schließlich jeden Tag viele Stunden mit der Nahrungsverarbeitung und -aufnahme beschäftigt. Bei Reizdarm- und Reizmagenpatienten hingegen ist die Wahrnehmungsschwelle verschoben. Ganz normale Verdauungsvorgänge werden als unangenehm oder schmerzhaft wahrgenommen. Wenn beispielsweise eine Gasansammlung den Darm dehnt, empfinden sie diese stärker und unangenehmer als Gesunde. Warum das so ist, wurde bislang noch nicht endgültig geklärt. Mögliche Gründe: Bei den Betroffenen ist die Dichte der Nervenfasern im Darm erhöht; eine höhere Konzentration bestimmter Botenstoffe; eine gesteigerte Empfindlichkeit von Nervenzellen, die Schmerzreize weiterleiten; oder auch Veränderungen im Gehirn bei der Wahrnehmung und Bewertung von Reizen aus dem Magen-Darm-Trakt.

Zudem wird immer deutlicher, dass die Psyche und das soziale Umfeld der Patienten in enger Wechselwirkung zu der Erkrankung stehen: Viele durchlebten vor dem Auftreten der ersten Symptome seelisch belastende Situationen. Studien zeigen auch, dass Menschen, die an Angststörungen oder Depression leiden, überdurchschnittlich häufig das Reizdarmsyndrom entwickeln. Und haben sie es, verschlimmert Stress oft die Symptome. Das ist nicht erstaunlich, da fast jeder Mensch die enge Beziehung von psychischem Stress mit Bauchsymptomen wie Schmerzen oder Stuhldrang kennt. Diese Zusammenhänge bestehen natürlich auch bei Reizdarm sowie Reizmagen und sind dort oftmals noch ausgeprägter, da die Nervensysteme ohnehin bereits überempfindlich sind. Und so zeigen Studien, dass es bei Reizdarmpatienten im Gehirn tatsächlich zu einer veränderten Reizverarbeitung aus dem Magen-Darm-Trakt kommt. Aber auch von Reizen aus anderen Körperregionen. Das könnte auch erklären, dass viele Betroffene zusätzlich Beschwerden in anderen Körperregionen haben, wie etwa Gelenk- oder Muskelbeschwerden.

Bis heute gibt es – wie bereits im ersten Kapitel erwähnt – keine Routineverfahren, mit denen sich die Diagnose Reizdarm oder Reizmagen nachweisen lässt. Es gibt auch keine Biomarker, also etwa im Blut nachweisbare Enzyme oder Hormone, die eine gesicherte Diagnose ermöglichen. Die Betroffenen leiden, ohne dass sich ein eindeutiger organischer Krankheitsgrund finden ließe. Mediziner und Medizinerinnen stehen damit vor einer Herausforderung: Die Beschwerden beider Krankheitsbilder sind sehr unspezifisch und können theoretisch auch von einer Vielzahl anderer, zum Teil sehr schwerwiegender Krankheiten ausgelöst worden sein. Daher müssen vor einer Diagnose Reizdarmsyndrom zunächst diverse andere Erkrankungen ausgeschlossen werden, was mühselig und langwierig ist. Unter Umständen bedeutet das viele Untersuchungen – und sehr viel Geduld. Das ist auch der Grund, dass nicht selten einige Jahre vergehen, bis ein Betroffener die Diagnose Reizdarm erhält.

Zunächst sollte Ihr Arzt, Ihre Ärztin im Gespräch mit Ihnen möglichst genau abklären, welche Beschwerden auftreten, und den Bauchraum sowie den Enddarm (von innen) abtasten. Werden die Symptome als reizdarmtypisch eingeschätzt, wird eine Blutprobe entnommen und im Labor nach verschiedenen Hinweisen untersucht: unter anderem nach Entzündungen, Blutarmut, Erkrankungen verschiedener Organsysteme und Anzeichen auf eine Zöliakie. Sinnvoll ist auch eine Stuhlanalyse auf Entzündungsmarker, manchmal auf bestimmte Keime wie Salmonellen oder auf Darmparasiten, sowie eine Ultraschalluntersuchung oder Computertomografie (CT) des Bauchraums, etwa um Tumoren auszuschließen. Frauen werden auch in die gynäkologische Praxis überwiesen, um Erkrankungen von Gebärmutter und Eierstöcken auszuschließen (die Symptome ähneln oft denen des Reizdarms). Beim Verdacht auf Reizmagen ist ein Test auf den Magenkeim Helicobacter pylori angeraten. Finden sich bei all diesen Untersuchungen keine Hinweise auf Erkrankungen des Verdauungstrakts oder anderer Organe, rät der Arzt in der Regel zu einer Darmspiegelung, um Tumoren und chronisch-entzündliche Leiden wie Morbus Crohn auszuschließen. Zudem kommt eine Magenspiegelung in Betracht. Sie umfasst stets auch den Anfang des Dünndarms, der dabei – wie der Magen – auf Geschwüre und andere Schäden der Schleimhaut oder Entzündungen überprüft wird.

Abhängig von Art und Schwere der individuellen Symptome gibt es noch weitere Diagnoseverfahren, insbesondere, wenn bei Ihnen häufig Durchfall auftritt. Dann sollten bei einer Magen- und Darmspiegelung Gewebeproben aus Dick- und Dünndarm entnommen werden, unter anderem auch zur Abklärung einer möglichen Zöliakie (siehe S. 73). Die Funktion der Bauchspeicheldrüse kann ebenfalls geprüft werden, zudem können Atemtests eingesetzt werden zur Abklärung einer Dünndarm-Fehlbesiedelung oder einer Unverträglichkeit von Laktose oder Fruktose (siehe S. 60 und S. 67). Lässt sich auch dann keine Ursache für die Beschwerden finden, wurden Patienten nach einem solchen Untersuchungsmarathon lange Zeit mit der Aussage „Sie haben nichts, es ist alles in Ordnung" nach Hause geschickt. Das aber ist alles andere als hilfreich, schließlich sind die Beschwerden damit nicht verschwunden. Heute sollte es anders sein: Halten die Anfälle von Durchfall und Verstopfung, von Blähungen und Schmerzen, von Völlegefühl und Übelkeit mindestens drei Monate an, stellt der Mediziner die Diagnose Reizdarmsyndrom.

Was dann die Behandlung angeht, so sollte sie individuell auf Sie zugeschnitten werden. In jedem Fall aber ist es sinnvoll, verschiedene Ansätze miteinander zu kombinieren. Dazu können Veränderungen des Lebensstils zählen, vor allem, was Ernährung, Bewegung und Umgang mit Stress betrifft. Wichtig ist auch, die ganz persönlichen Symptomverstärker zu kennen und möglichst zu vermeiden. Medikamente können gezielt zur Behandlung von bestimmten Symptomen eingesetzt werden. Hinzukommen können eine Beeinflussung des Mikrobioms, komplementärmedizinische Ansätze (siehe S. 113), oder neue Verfahren wie Darmhypnose (siehe S. 119).

Wie lässt sich vorbeugen?

Da nicht genau bekannt ist, was einen Reizdarm verursacht, können Sie sich auch nicht sehr effektiv dagegen schützen. Mögliche Auslöser wie Magen-Darm-Infekte oder unnötige Antibiotika-Behandlungen zu vermeiden, ist generell sinnvoll. Gleiches gilt für die Empfehlung wie, sich ausgewogen ernähren, wenig Alkohol trinken, nicht rauchen, genug schlafen, sich ausreichend bewegen: All das ist gut und richtig und sollte auch aus vielerlei anderen Gründen beachtet werden. Es besteht aber beim Reizdarmsyndrom kein eindeutiger Zusammenhang mit einer generell ungesunden Lebensführung. Keinesfalls sinnvoll ist es, bei gelegentlichen Beschwerden in Eigenregie auf bestimmte Lebensmittel zu verzichten. Generell hilfreich ist es aber, dem Verdauungstrakt Phasen zu gönnen, in denen er nicht durch permanenten Nachschub in seinem Rhythmus gestört wird.

ES ZWICKT UND ZWACKT – EINE SPURENSUCHE

Lebensgewohnheiten, Allergien und Nahrungsmittelunverträglichkeiten: Vielerlei Ursachen können zu reizdarm-typischen Symptomen führen.

Was dem Darm übel mitspielt

Unser Verdauungstrakt ist mehr als alle anderen Organe zahlreichen und permanenten Einflüssen von außen ausgesetzt.

Tagtäglich passieren alle Nahrungsbestandteile zunächst den Magen und dann den Darm. Zudem steht der Darm über die Darm-Hirn-Achse in ständiger Verbindung mit unserem Denkorgan und emotionalem Erleben. Nicht zuletzt deswegen können äußere Einflüsse auf vielfache Weise Beschwerden auslösen oder verschlimmern.

Es gibt jedoch keine „universellen Übeltäter", die bei allen Menschen exakt dasselbe bewirken. Vielmehr wirken auslösende oder verstärkende Einflüsse höchst individuell auf den Einzelnen – und oftmals im Verborgenen. Falls Sie also chronische Bauchbeschwerden haben, lohnt es sich immer, auf eine individuelle Spurensuche mithilfe eines Symptomtagebuchs zu gehen (siehe S. 88).

Einige Gemeinsamkeiten lassen sich dennoch benennen. Sie können in drei Hauptgruppen von Symptomauslösern und Symptomverstärkern unterschieden werden. Lebensgewohnheiten, Medikamente und Lebensmittel.

Der Magen-Darm-Trakt hat seinen eigenen Biorhythmus (siehe Kapitel 1). Für seine gesunde Funktion ist es daher wichtig, dass es zwischen den Mahlzeiten, die beständige Arbeit für Magen und Darm bedeuten, auch immer wieder Phasen der Ruhe gibt. Daher bekommen einige Menschen allein schon dadurch Beschwerden, weil sie ständig etwas essen, sie etwa zwischen den Mahlzeiten noch zahlreiche Snacks verzehren. Ähnlich ungünstig kann es sein, weiter zu essen, selbst wenn das Hungergefühl längst gestillt ist.

So wie die Nahrungsaufnahme, erfordert auch der Stuhlgang bei manchen Menschen einen regelmäßigen Rhythmus. Nicht selten führen jedoch die Lebensumstände etwa im Beruf dazu, dass der Toilettengang immer wieder aufgeschoben wird. Auch das kann nach einiger Zeit zu Bauchbeschwerden führen. Ebenfalls problematisch können Störungen des Schlaf-wach-Rhythmus sein: So belegen wissenschaftliche Studien, dass Menschen, die im Schichtdienst arbeiten, ein höheres Risiko für Magen-Darm-Beschwerden haben.

Ein weiterer Einflussfaktor ist körperliche Bewegung: Vieles Sitzen und wenig Aktivität kann Bauchbeschwerden verstärken. Von regelmäßiger Bewegung profitiert der Magen-Darm-Trakt. Es muss keineswegs anstrengender Sport sein, selbst der Verdauungsspaziergang nach einer Mahlzeit reicht bereits, um die Magen-Darm-Tätigkeit anzukurbeln.

 BEWEGUNG OHNE STRESS: Studien belegen zudem, dass regelmäßige körperliche Aktivität vor Krebserkrankungen des Magen-Darm-Trakts schützen kann. Exzessiver Sport wie etwa ein Marathon kann hingegen zu akuten Bauchbeschwerden wie dem Läufer-Durchfall (Runner's diarrhea) führen.

Zu den eher ungünstigen Lebensgewohnheiten zählt auch der häufige Konsum von Genussmitteln. Das in Zigaretten enthaltene Nikotin hat beispielsweise einen direkten Einfluss auf das Darmnervensystem: Es steigert die Sekretion von Magensäure und reduziert den Schließmuskeldruck zwischen Magen und Speiseröhre, was zu Sodbrennen führt und einem schmerzhaften Rückfluss von Magensäure in die Speiseröhre. Außerdem wird die Beweglichkeit von Magen und Darm gesteigert, sodass Durchfall die Folge sein kann. Die im Zigarettenrauch enthaltenen Schadstoffe gelangen durch das Schlucken auch zu einem nicht unerheblichen Anteil in den Magen-Darm-Trakt und können dort Störungen der Darmbarrierefunktion verursachen und das Risiko für Krebserkrankungen erhöhen.

Alkohol wirkt sich nachteilig auf die Funktion der Nervenbahnen und den Flüssigkeitshaushalt des Körpers aus: Er hemmt die Magenentleerung, kann aber ebenfalls zu Durchfall führen. Besonders problematisch für die Verdauungsfunktionen ist der Cannabis-Konsum. Dadurch können wiederkehrende Phasen heftigen Erbrechens ausgelöst werden. In Fachkreisen spricht man dann vom zyklischen Erbrechen.

Zum modernen Leben gehört für die meisten Menschen (leider) auch der Stress. Die damit verbundene seelische Anspannung und Belastung können sich negativ auf Magen und Darm auswirken. Ursachen sind mitunter Probleme in der Partnerschaft, eine ständige Überforderung im Job oder die Sorge um kranke und hilfsbedürftige Angehörige.

So kennt wohl jeder den Effekt, dass sich extrem stressige oder angstbehaftete Situationen mit Bauchweh oder auch Durchfall äußern (zu Letzterem kann es kommen, indem Stresshormone dazu führen, dass vermehrt Flüssigkeit in den Darm einströmt). Selbst chronischer Stress, der subjektiv vielleicht gar nicht als stark belastend empfunden wird, kann zu Bauchsymptomen führen. In dem Fall kommt es unter anderem über eine durch den Stress verstärkte Aktivierung des Immunsystems zu unliebsamen Symptomen.

In Studien am Tiermodell konnte sogar gezeigt werden, dass viel Stress in der ersten Lebensphase nach der Geburt im späteren Leben ein Reizdarmsyndrom begünstigen kann.

Medikamente und unerwünschte Wirkungen

Die Liste der Medikamente, die Magen-Darm-Beschwerden auszulösen vermögen, ist kaum überschaubar. Daher sollte immer in Erwägung gezogen werden, dass Bauchbeschwerden womöglich durch ein neu eingenommenes Arzneimittel verursacht sein könnten. Eine weithin bekannte Magen-Darm-Unverträglichkeit besteht bei den Substanzen aus der Gruppe der sogenannten Nicht-Steroidalen-Antirheumatika (NSAR; dazu gehören Wirkstoffe wie Ibuprofen oder Diclofenac).

Diese genannten Mittel zählen zu den am häufigsten eingenommenen Medikamenten überhaupt. Eingesetzt werden sie vor allem als Schmerzmittel und Entzündungshemmer. NSAR hemmen jedoch die körpereigene Herstellung von Prostaglandinen. Das sind Gewebshormone, die dabei helfen, die Schutzschicht des Magen-Darm-Trakts gesund zu erhalten. Sie schützen ihn vor Entzündungen, Geschwüren, Blutungen oder Perforationen. Auch die bei Herz- und Gefäßerkrankungen häufig eingesetzte Acetylsalicylsäure (ASS) gehört in diese Gruppe.

Um solch gefährliche Nebenwirkungen zu verhindern, ist die Medikamenten-Gruppe der CoX2-Hemmer entwickelt worden. Sie sind verträglicher für Magen und Darm. Manche von ihnen verursachen allerdings eine höhere Rate an Gefäßkomplikationen wie Herzinfarkte oder Schlaganfälle. Aus diesem Grund sollte bei Menschen mit solchen Erkrankungen beziehungsweise Risikofaktoren vor der

Anwendung eine sorgfältige Abwägung von Nutzen und Risiken erfolgen.

Probleme für Magen und Darm bringt auch eine weitere wichtige Gruppe von Medikamenten mit sich, die in der Schmerztherapie eingesetzt wird: Opioide. Im gesamten Magen-Darm-Trakt sind zahlreiche Opioid-Rezeptoren vorhanden, an denen die Opioid-Medikamente ansetzen und Darm-Nerven und -Muskelfunktionen verändern können. Am bekanntesten ist die durch Opioide verursachte Verstopfung. Im schlimmsten Fall kann es zu einer regelrechten Darmlähmung kommen.

Aber auch Symptome wie Bauchschmerzen, Übelkeit, Völlegefühl, Schluckstörungen oder Sodbrennen können auftreten. In dem Fall ist es wichtig, dass der Patient ein Medikament aus der Gruppe der erst vor wenigen Jahren entwickelten PAMORA bekommt. Damit lässt sich die Wirkung von Opioiden gezielt im Magen-Darm-Trakt blockieren. Die Magen-Darm-Nebenwirkungen werden vermieden, während der im Gehirn ansetzende schmerzlindernde Effekt der Opioide nicht eingeschränkt wird.

Auch weitere, zum Teil häufig eingesetzte Medikamente wie Cholesterin- und Blutdrucksenker können Magen-Darm-Beschwerden auslösen. Und fast alle Medikamente, die vor allem im Bereich des Hirnnervensystems ansetzen wie Antidepressiva oder Neuroleptika wirken sich auch auf das Darmnervensystem aus. Schließlich sind da wie dort die gleichen Botenstoffe und Rezeptoren aktiv. Die Nebenwirkungen sind allerdings nicht in jedem Fall nachteilig. So gibt es Hinweise darauf, dass manche Antidepressiva-Wirkstoffe Reizdarmsymptome sogar abmildern können.

Schwer verdauliche Lebensmittel

Da die Hauptaufgabe des Magen-Darm-Trakts die Verdauung der Mahlzeiten ist, lohnt es sich ganz besonders, auf die Spurensuche nach „Nahrungsmittel-Übeltätern" zu gehen. In den folgenden Abschnitten geht es ins Detail. Unabhängig davon lassen sich einige Gruppen von Lebensmitteln benennen, die häufig zu Bauchsymptomen führen. Beispielsweise die zahlreichen blähenden Nahrungsmittel wie Hülsenfrüchte („jedes Böhnchen gibt ein Tönchen"), Zwiebeln, Knoblauch und Kohlgemüse (mehr dazu ab S. 123).

INHALTSSTOFFE, DIE DEN DARM REIZEN KÖNNEN

Vermeidet man bestimmte Kohlenhydrate und Zuckeralkohole für eine gewisse Zeit, kann das Verdauungsstörungen lindern.

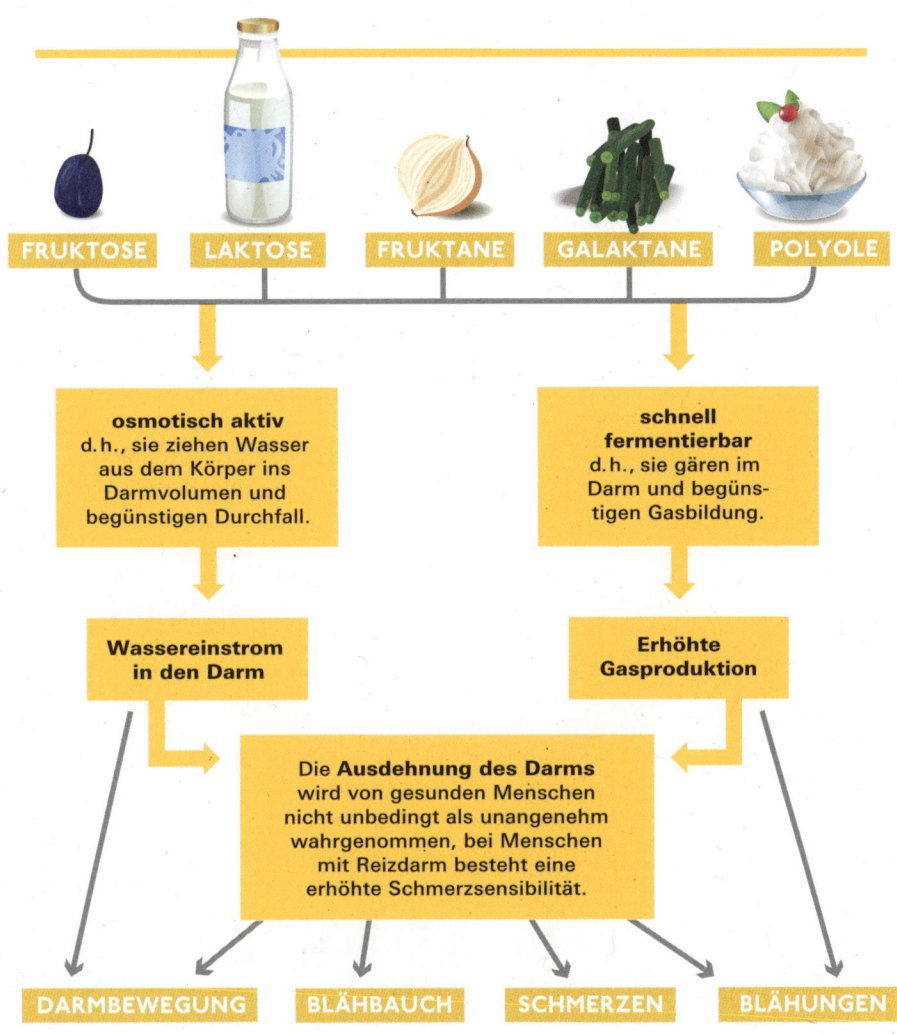

Eine besondere Herausforderung für Magen und Darm ist auch Rohkost. Sie gilt berechtigterweise als besonders gesund: Vitamine und sekundäre Pflanzenstoffe bleiben besser erhalten, wenn Gemüse und Obst nicht erhitzt werden. Aber oftmals beginnt es nach einer Rohkost-Mahlzeit unangenehm im Verdauungstrakt zu rumoren. Das liegt daran, dass er mit den rohen Nahrungsmitteln und der ballaststoffreichen Kost weit mehr zu tun hat, als mit Lebensmitteln, deren Zellstruktur bereits beim Garen geknackt wurde. Das heißt, deren Nährstoffe sind für den Organismus einfacher verfügbar. Sprich, wenn wir Lebensmittel kochen, nehmen wir unserer Verdauung schon einen Teil der Arbeit ab.

Essen wir zu viel Obst und Gemüse, sind unsere Verdauungssäfte ebenfalls oft damit überlastet, die Nährstoffe aufzuspalten. Die Kohlenhydrate aus roher pflanzlicher Nahrung wandern dann teilweise in den Dickdarm, ohne dass sie verdaut sind. Manche dieser verwertbaren Kohlenhydrate werden durch Gärung in wertvolle Zucker zerlegt, das bedeutet, es entstehen Gase. Verstopfung oder Durchfall, Krämpfe und ein Blähbauch können die Folge sein.

Klar ist: Obst und Gemüse enthalten für den Darm sehr wertvolle Ballaststoffe. In der Regel sind das die unverdaulichen Nahrungsbestandteile, die sich positiv auf die Verdauung auswirken. Doch Vorsicht: Wenn Sie bislang selten Rohkost verzehrt haben, sollten Sie sich und Ihrem Darm mit der Eingewöhnung viel Zeit lassen. Wenn Sie sich hingegen viel bewegen, können Sie auch größere Mengen Rohkost zu sich nehmen, weil das den Darm grundsätzlich besser arbeiten lässt.

Und nicht vergessen: Bei einigen Gemüsesorten werden manche Bestandteile nur durch ein Erhitzen verfügbar, etwa die Karotine in Möhren. Ähnlich schaut es bei Tomaten und ihrem Inhaltsstoff Lykopin aus: Der zählt zu den hochwirksamsten Antioxidantien überhaupt.

 ROHKOST: Eine ausschließliche Rohkost-Ernährung über längere Zeiträume ist aus gesundheitlichen Gründen keineswegs zu empfehlen. Man müsste auf so einiges verzichten, weil es ungegart gar nicht genießbar ist. Denken Sie nur mal an Linsen, Kartoffeln, Sojabohnen, Kichererbsen oder einige Pilze.

Ob nun Hülsenfrüchte, Kohl oder Rohkost: Deren Ballaststoffe sind eine gute Nahrungsquelle für unser Mikrobiom. Wir sollten also keinesfalls auf sie verzichten. Vielmehr lohnt es sich, den Darm nach und nach an eine größere Mengen Ballaststoffe zu gewöhnen. Auch gibt es hilfreiche Tipps und Tricks, wie sich blähende Nahrungsmittel etwas bekömmlicher zubereiten lassen (siehe S. 123).

Weitere Nahrungsmittel, die zwar keine oder nur geringe Mengen Ballaststoffe enthalten, aber in größeren Mengen dennoch zu Verdauungsbeschwerden führen können, sind Kaffee, Fett und Frittiertes, große Zuckermengen und auch Alkohol.

Von Allergien bis Unverträglichkeiten

Was unterscheidet eine Nahrungsmittelallergie von einer Nahrungsmittelunverträglichkeit? Und was ist eine Pseudoallergie?

Viele Menschen sehen einen Zusammenhang zwischen ihren Bauchbeschwerden und dem Verzehr bestimmter Lebensmittel. Meist gehen sie davon aus, dass sie einen Reizdarm oder eine Nahrungsmittelallergie haben. In vielen Fällen handelt es sich jedoch um eine Nahrungsmittelunverträglichkeit. Der grundsätzliche Unterschied: Bei einer Allergie reagiert die körpereigene Immunabwehr auf vermeintliche Angreifer; schon bei kleinsten Spuren können heftige Symptome auftreten. Bei einer Unverträglichkeit ist die Körperabwehr hingegen nicht beteiligt, vielmehr kann der Darm größere Mengen bestimmter Substanzen in der Nahrung nicht verdauen.

Weshalb manche Menschen eine Allergie entwickeln und andere nicht, ist bislang nicht genau bekannt. Wahrscheinlich wirken mehrere Faktoren zusammen, etwa eine familiäre Veranlagung sowie die hygienischen Bedingungen während der frühen Kindheit, aber auch die Ernährung – und vermutlich die Zusammensetzung der Darmflora, sprich das Mikrobiom.

ECHTE NAHRUNGSMITTELALLERGIE: Hierzulande entwickeln rund drei bis vier Prozent der Erwachsenen und fünf Prozent der Kinder eine echte Nahrungsmittelallergie; Frauen etwas häufiger als Männer. Nach Untersuchungen von Medizinern hat die Zahl der Betroffenen in den letzten Jahren zugenommen.

Eine Nahrungsmittelallergie ist letztlich eine überzogene Entzündungsreaktion. Sie wird durch das Immunsystem ausgelöst und richtet sich gegen bestimmte, im Grunde aber ungefährliche Nahrungsbestandteile. Der Ablauf ist in etwa so: Beim ersten Kontakt mit der Substanz – beispielsweise ein in Erdnüssen enthaltenes Eiweiß – spüren Sie zunächst nichts. Doch im Verborgenen patrouillieren bereits Immunzellen im Körper, die die molekulare Struktur des Fremdstoffs erkennen und sie irrtümlich als bedrohlich einstufen. Diese Immunzellen alarmieren die sogenannten IgE-Antikörper.

Verzehren Sie nach einiger Zeit erneut Erdnüsse, identifizieren die IgE-Antikörper das Eiweiß als Bedrohung und setzen eine ganze Kaskade an Abwehrmaßnahmen in Gang: Die vor allem in der Haut und den Schleimhäuten sitzenden Mastzellen schütten den Botenstoff Histamin aus, der die allergische Reaktion verursacht. All das geschieht rasend schnell, manchmal innerhalb weniger Sekunden oder Minuten. Diese Form der Nahrungsmittelallergie wird daher Soforttyp-Allergie oder Typ-I-Allergie genannt.

Auslöser sind ganz alltägliche Lebensmittel, die für die meisten Menschen völlig unproblematisch sind. Zu den häufigsten gehören Kuhmilch (typisches Allergen: Casein), Hühnerei (typisches Allergen: Ovomucoid), Nüsse, Erdnüsse (typisches Allergen: Vicilin), Soja, Weizen sowie Fisch und Krustentiere. Es können auch Allergien gegen mehrere Nahrungsbestandteile vorliegen.

Mitunter reichen bereits extrem geringe Mengen im Mikrogrammbereich aus, um eine drastische Immunreaktion auszulösen. Sogar ein Restaurant oder die Küche von Freunden kann dann zu einem gefährlichen Ort werden – wenn etwa Betroffene dort in der Luft zirkulierende Allergene einatmen.

Zu den eher harmlosen, wenn auch belastenden, Symptomen zählen Ausschläge, Schwellungen, Rötungen und Hautquaddeln. Die Nase kann laufen, das Atmen schwerfallen, es brennt in Mundhöhle und Rachen oder es entsteht ein pelziges Gefühl an Lippen und Gaumen. Diese Symptome treten meist sehr rasch auf. Im Magen und im Darm hingegen kommt es erst innerhalb von zwei bis drei Stunden zu Beschwerden, etwa Übelkeit, Erbrechen, Darmkoliken oder Durchfall. Treten Symptome nur dort auf, kann die Ursache allerdings auch eine Nahrungsmittelunverträglichkeit sein.

Schlimmstenfalls kann der Kontakt mit einem Allergen lebensbedrohlich werden: Wenn es zu einem anaphylaktischen Schock kommt, einer derart heftigen Überreaktion des Immunsystems, bei der der Kreislauf zusammenbricht und Herz sowie Atmung stillzustehen drohen. Zu einer derart heftigen Reaktion kommt es zum Glück nur in sehr seltenen Fällen.

Bei Nahrungsmittelallergien ist jedoch nicht immer das verzehrte Nahrungsmittel selbst die Ursache für die körperlichen Reaktionen. Oftmals kommt es zu einer sogenannten Kreuzallergie. Das bedeutet: Das Immunsystem reagiert zunächst sensibel auf Substanzen in der Luft, etwa auf Pflanzenpollen. Ähneln deren molekulare Strukturen jenen in einem Lebensmittel, verwechselt das Immunsystem sie und reagiert auch auf das Nahrungsmittel allergisch. Derartige Ähnlichkeiten finden sich zum Beispiel in Birkenpollen und Soja. Ein Birkenpollenallergiker kann daher auch auf Soja mit heftigen Symptomen reagieren, ohne dass sein Immunsystem jemals zuvor damit in Kontakt gekommen ist.

In Soja wie auch in Pfirsichen, Haselnüssen, Erdnüssen, Kiwis, Karotten, Sellerie sowie Äpfeln finden sich Eiweißstrukturen, die den Eiweißstrukturen in manchen Pollen ähneln und Kreuzallergien auslösen können. Der Kontakt zum allergenen Nahrungsmittel führt dann meist unmittelbar nach dem Verzehr zu Juckreiz, Kribbeln, Brennen, zu Schleimhautschwellungen im Mund-Rachen-Raum, auf der Zunge oder an den Lippen. Diese Reaktion wird auch als „orales Allergiesyndrom" bezeichnet.

Wie erkenne ich eine Nahrungsmittelallergie?

Dabei hilft Ihnen vor allem ein Ernährungstagebuch, in dem notiert wird, welche Nahrungsmittel Sie verzehren und wann welche Symptome auftreten (siehe S. 88). Ein wichtiges Indiz für eine echte Nahrungsmittelallergie: Sie bemerken Symptome nach jedem Verzehr eines verdächtigten Nahrungsmittels. Meiden Sie dieses, bleiben Sie symptomfrei. Das unterscheidet eine Soforttyp-Allergie von den meist unspezifischen Symptomen eines Reizdarms. Bei Kreuzallergien ist ein saisonales Auftreten von Beschwerden, abhängig vom Pollenflug, ein wichtiger Hinweis auf eine Nahrungsmittelallergie.

Haben Sie selbst oder hat ein Familienmitglied bereits andere Allergien, so besteht eine erhöhte Wahrscheinlichkeit, dass auch bei Ihnen eine Nahrungsmittelallergie auftritt. Bei manchen Menschen können allergische Reaktionen durch externe Faktoren ausgelöst oder verstärkt werden: etwa durch körperliche Anstrengung, Medikamente wie Salicylate (etwa Acetylsalicylsäure) oder Schmerzmittel aus der NSAR-Gruppe (siehe S. 47), durch Alkohol, akute Infektionen oder Fieber.

Wenn Sie sichergehen wollen, dass die im Ernährungstagebuch verzeichneten Symptome tatsächlich die Folge eine Nahrungsmittelallergie sind, können Sie sich ärztlich diagnostizieren lassen. So vermag eine Blutanalyse, mit der der Gehalt an IgE-Antikörpern ermittelt wird, Auskunft darüber zu geben, ob grundsätzlich eine erhöhte Allergieneigung besteht. Weitere Blutuntersuchungen können gezielt danach fahnden, ob auch spezielle Antikörper gegen das Nahrungseiweiß vorhanden sind, das als Allergieauslöser vermutet wird.

Aber auch, wenn diese spezifischen IgE-Antikörper nachgewiesen werden, bedeutet das nicht automatisch, dass es tatsächlich auch zu allergischen Reaktionen auf dieses Eiweiß kommt; allerdings ist die Wahrscheinlichkeit dafür erhöht. Lassen sich bei Ihnen hingegen keine spezifischen IgE-Antikörper nachweisen, so ist es sehr unwahrscheinlich, dass eine Allergie dagegen besteht.

Vielfach wird auch der Haut-Prick-Test eingesetzt. Der Arzt trägt dabei kleine Tröpfchen mit den potenziellen Allergenen auf den Arm auf, ritzt die Haut mit einer Lanzette, einem kleinen Messerchen, ein und beobachtet, ob sie reagiert – sich etwa rötet oder anschwillt. Für die häufigen Allergene stehen meist fertige Testlösungen zur Verfügung.

 IST KEINE TESTLÖSUNG VERFÜGBAR, lässt sich ein sogenannter Prick to Prick Test durchführen. Dabei wird die Lanzette zunächst in das verdächtige Nahrungsmittel gestochen und anschließend direkt in die Haut. Auch für Prick-Tests gilt: Auffällige Reaktionen, also Rötungen und Schwellungen, weisen lediglich auf eine Sensibilisierung auf das Nahrungsprotein hin. Eine Allergie ist damit noch nicht endgültig nachgewiesen.

Wie geht es nun weiter? Besteht nach einem IgE-Bluttest oder einem Haut-Prick-Testung der Hinweis auf eine Sensibilisierung durch bestimmte Substanzen, sollten diese vermieden werden. Wenn die Beschwerden dann verschwinden, erhärtet sich der Verdacht, dass man tatsächlich der Ursache auf die Spur gekommen ist.

Zur endgültigen Absicherung kann noch ein Provokationstest folgen. Dabei wird gezielt das Allergen verzehrt und geschaut, ob die Symptome wieder auftreten. Idealerweise wird derjenige darüber im Unklaren gelassen, ob er gerade tatsächlich das Allergen in der Nahrung verzehrt (man spricht medizinisch von einer „Verblindung"). Auf diese Weise wird vermieden, dass Symptome allein durch die Erwartungshaltung auftreten. Ein Provokationstest sollte angesichts eines Risikos schwerer allergischer Reaktionen allerdings nur von Allergiespezialisten in ausgewiesenen Zentren vorgenommen werden, die in Notfällen rasch Gegenmaßnahmen ergreifen können.

Abzuraten ist von Testverfahren, die insbesondere von alternativmedizinischen Anbietern eingesetzt werden. Meist kommen Tests auf Antikörper vom Typ Immunglobulin G (IgG) zum Einsatz. Als Resultat erhalten Sie dann oft eine umfangreiche „Verbotsliste", obwohl nie ein konkreter Zusammenhang dieser Nahrungsmittel mit dem Auftreten der Symptomatik untersucht wurde. Werden IgG-Antikörper gefunden, bedeutet das eigentlich nur, dass Ihr Immunsystem irgendwann einmal Kontakt zu diesem Nahrungsbestandteil hatte. Keinesfalls bedeutet es, dass es einen kausalen Zusammenhang mit irgendwelchen allergischen Symptomen gibt. Ebenso wenig valide sind sogenannte ALCAT-Tests.

> **ALCAT ist die englische Abkürzung für Antigen Leukocyte Cellular Antibody Test = Leukozytenaktivierungstest auf Immunstimulation. Dafür wird Ihr Blut im Labor mit den verdächtigen Nahrungsbestandteilen gemischt und geschaut, ob die Granulozyten – eine Gruppe der weißen Blutkörperchen, die zur Immunabwehr gehören – darauf reagieren.**

Keiner dieser Tests ist ausreichend wissenschaftlich belegt, daher raten die aktuellen medizinischen Leitlinien von ihnen ab. Außerdem müssen Sie die nicht gerade geringen Kosten aus Ihrer eigenen Tasche zahlen.

Ferner bergen diese Tests die Gefahr, dass Sie am Ende sehr umfangreiche aber gleichwohl völlig unnötige Auslassdiäten mitmachen. Sie würden dann auf derart viele Nahrungsmittel verzichten, sodass es zu Mangelzuständen bei wichtigen Inhaltsstoffen kommen kann.

Was tun bei einer Nahrungsmittelallergie?

Es klingt banal, aber am wichtigsten ist es, den oder die „Übeltäter" gänzlich zu vermeiden. Das ist leichter gesagt als getan. Eine langfristige therapeutische Unterstützung besteht vor allem aus einer Aufklärung zu Lebensmittelinhaltsstoffen, zur Allergenkennzeichnung und zu einer allergenfreien, aber dennoch vollwertigen und abwechslungsreichen Ernährung.

Wichtig beim Einkauf ist zudem, dass Sie die Listen der Inhaltsstoffe auf den Produkten beachten. Allerdings ist bei hoch verarbeiteten Lebensmitteln nicht immer ersichtlich, was an versteckten Stoffen in ihnen enthalten ist. Seit 2014 müssen in Europa (EU-weit) zumindest 14 Allergene ausgewiesen werden: glutenhaltiges Getreide, Krebstiere, Eier, Fische, Erdnüsse, Sojabohnen, Milch (und Laktose), Schalenfrüchte (Nüsse, Mandeln), Sellerie, Senf, Sesamsamen, Schwefeldioxid (und Sulfite), Lupinen und Weichtiere. Das gilt jedoch nicht für sehr geringe Mengen von Allergenen, die bei der Herstellung eines Lebensmittels anfallen. Daher schreiben manche Hersteller auf ihre Produkte: „Kann Spuren von ... enthalten". Die Menge dieser Spuren darf allerdings schwanken, sodass sich zum Beispiel eine Allergikerin womöglich in falscher Sicherheit wiegt, wenn sie das Lebensmittel mehrfach ohne Folgen verzehrt hat.

Falls es trotz aller Vorsichtsmaßnahmen zu einer allergischen Reaktion kommt, können Ärzte helfen: mit Medikamenten, die auch bei anderen Allergien zum Einsatz kommen, wie Antihistaminika, Glukokortikoide („Cortison") oder, bei sehr schweren Reaktionen, Adrenalin. Besteht bei Allergikern das Risiko eines anaphylaktischen Schocks, sollten sie immer ein Notfall-Set an Medikamenten mit sich führen. In jedem Fall ist es sinnvoll, sich bei einer nachgewiesenen Nahrungsmittelallergie in die langfristige Betreuung einer allergologischen Facharztpraxis zu begeben.

Seit einiger Zeit gibt es auch neuere Therapieansätze für Nahrungsmittelallergien. Einer ist die spezifische Immuntherapie (oder Hyposensibilisierung). Sie beruht darauf, dass der Körper mit anfangs winzigen, dann allmählich steigenden Mengen des Allergens behandelt wird und sich so nach und nach daran gewöhnt. Gegen Pollenallergien hilft das schon seit vielen Jahren. In Fällen von Nahrungsmittelallergien liefern neuere Studien erste vielversprechende Daten.

Wahrscheinlich ist der Effekt umso größer, je früher mit der Desensibilisierung begonnen wird. Auch Kreuzallergien zwischen Birkenpollen und Kern- und Steinobst lassen sich mittlerweile vielfach mit einer spezifischen Immuntherapie verbessern.

Besser wäre es natürlich, gar nicht erst zum Allergiker zu werden. Mitentscheidend dafür ist die frühkindliche Umwelt. Daher gibt es auch spezielle Verhaltensempfehlungen für werdende und junge Eltern. Anders als lange Zeit empfohlen, sollten Schwangere jedoch nicht auf Lebensmittel verzichten, die für ihr Allergiepotenzial bekannt sind. Der Verzehr von Meeresfischen scheint sogar das Risiko zu senken, dass ein Kind Allergien entwickelt.

Auch für die Zeit nach der Geburt sehen die Ärztinnen und Ärzte heute manches anders. So schützt Stillen zwar gegen die Entwicklung einer Allergie, doch sollten Mütter ihre Babys bereits vom vierten Monat an zusätzlich mit Beikost füttern, um sie frühzeitig an andere Nahrungsmittelbestandteile zu gewöhnen. Auch Tiere im Haushalt einer Familie wirken sich positiv auf das Allergierisiko aus: Offenbar trainiert eine Umwelt mit zahlreichen verschiedenen Keimen das kindliche Immunsystem.

Pseudoallergien

Von einer pseudoallergischen, also einer scheinbar allergischen Reaktion spricht man, wenn es zwar zu den gleichen Symptomen wie bei einer „richtigen" Allergie kommt, sich aber im Blut keine IgE-Antikörper nachweisen lassen; oder wenn der klassische Prick-Test negativ ausfällt (siehe S. 55). Pseudoallergien sind ebenfalls schwer zu diagnostizieren und bleiben oft lange unerkannt. Denn manche natürliche Substanzen in Lebensmitteln, aber auch diverse Zusatzstoffe in industriell gefertigten Produkten, können Beschwerden auslösen, die allergischen Reaktionen auf Nahrungsmittel gleichen.

Vor allem Konservierungsmittel, Geschmacksverstärker und Farbstoffe stehen im Verdacht, Pseudoallergien auslösen zu können. Aber auch natürliche Substanzen in sonnengereiften Tomaten, Beeren, Weintrauben, Gewürzen und Wein, außerdem sogenannte biogene Amine, die sich in lang gereiftem Käse, Essig oder Sauerkraut finden, kommen als Verursacher in Betracht. Daher gilt die Histaminunverträglichkeit (siehe S. 77) als eine der Hauptformen der Pseudoallergien.

> **TYPISCHE SYMPTOME** von Pseudoallergien sind neben unterschiedlichen Darmbeschwerden auch Nesselsucht, Schwellungen der Schleimhäute oder asthmatische Beschwerden. Bereits beim ersten Kontakt mit den Substanzen kommt es zu den körperlichen Reaktionen. Außerdem ist die Wirkung abhängig von der Dosis: Während kleine Mengen oft noch vertragen werden, so fallen die Symptome mit zunehmender Menge heftiger aus.

Wie genau und warum es zu Pseudoallergien kommt, ist bislang ungeklärt. Ein Faktor ist wohl eine erhöhte Durchlässigkeit der Magen-Darmschleimhaut, die dazu führt, dass die sehr kleinen Pseudoallergen-Moleküle vermehrt aufgenommen werden. Gelangen sie dann ins Blut, aktivieren sie die Mastzellen des Immunsystems, die eine komplexe Entzündungsreaktion in Gang setzen.

Dem Geschehen auf die Spur zu kommen, ist sehr mühselig. Sind Sie betroffen, bleibt nicht mehr, als verdächtige Stoffe zunächst mehrere Wochen zu meiden, bis sämtliche Symptome verschwunden sind. Danach verzehren Sie das mutmaßliche Pseudoallergen gezielt, um herauszufinden, ob die Beschwerden zurückkehren. Passiert dies, gilt es, diesen Stoff künftig konsequent zu meiden.

Reagieren Sie pseudoallergisch auf künstliche Stoffe, die Lebensmitteln zugesetzt sind, wird es kompliziert: Zwar sind auf verpackten Lebensmitteln laut EU-Verordnung sämtliche Zusatzstoffe zu benennen, doch es gibt Lücken: Bei Brot, Kuchen, Wurst oder Feinkostsalaten, die nicht verpackt sind, müssen Zusätze nicht angegeben werden. Vorsicht ist auch bei Pommes frites geboten, die Antioxidationsmittel, Farbstabilisatoren und anderes enthalten können. Wichtig zu wissen bei Zusatzstoffen in Lebensmitteln: Sie können auf Verpackungen entweder mit dem vollen Namen angegeben sein, zum Beispiel „Emulgator Sojalecithin", oder mit der ihnen zugewiesenen E-Nummer, in diesem Falle „E 322".

Einen Vorteil haben Pseudoallergiker jedoch gegenüber echten Allergikern: Weil ihre Unverträglichkeit abhängig von der Dosis ist, müssen sie beim versehentlichen Verzehr kleiner Mengen nicht gleich massive Symptome fürchten. Und Pseudoallergien können auch wieder ausheilen, etwa wenn sich durch eine pseudoallergenarme Diät die Durchlässigkeit der Magen-/Darmschleimhaut wieder normalisiert.

Eine neue Diagnosemethode

Nahrungsmittelallergien sind, wie viele andere Darmerkrankungen, nicht leicht zu diagnostizieren. Oftmals werden verschiedene Fachleute aufgesucht, Allergologen, Gastroenterologen und Ernährungsberater. Das bedeutet viel Aufwand für die Betroffenen, hohe Kosten und oftmals nicht einmal einen klaren Befund.

Das soll sich durch die „Konfokale Laser-Endomikroskopie" (CLE) ändern, ein neues Diagnoseverfahren, dem Fachleute viel zutrauen. Das spezielle Endoskop ermöglicht erstmals Echtzeit-Einblicke in die Schleimhaut des gesamten Magen-Darm-Trakts in tausendfacher Vergrößerung.

Dem Patienten wird dazu ein Kontrastmittel gespritzt. Wenn dann Spalten zwischen den Darmschleimhautzellen auffallen und der Farbstoff des Mittels an einer Stelle im Darm aus den Blutgefäßen austritt, deutet das auf eine Lücke in der Darmbarriere hin. Zudem können durch den Arbeitskanal des Endoskops verschiedene potenziell allergieauslösende Nahrungsbestandteile wie Milch, Eiweiß oder Weizen direkt auf die Darmschleimhaut gespritzt werden. Bei einer Unverträglichkeit strömen innerhalb weniger Minuten Entzündungszellen in den Darm und schädigen die Schleimhaut. Ärzte und Ärztinnen können somit eine mögliche Ursache der Beschwerden noch während der Untersuchung identifizieren. Es sind aber weiterhin auch Studien mit gesunden Kontrollpersonen erforderlich, um besser zwischen einer normalen und problematischen Reaktion des Darms unterscheiden zu können.

Die CLE-Methode wird auch bei anderen Erkrankungen getestet, zum Beispiel zur direkten mikroskopischen Begutachtung und Bewertung der Schleimhaut bei Entzündungen oder möglichen Gewebeentartungen (Krebs oder Krebsvorstufen), ohne dass Gewebeproben entnommen werden.

Laktoseintoleranz

Viele Menschen bemerken es recht schnell nach dem Essen: ein unerklärliches seltsames Gefühl. Es rumort. War es die Milch?

In Maßen ist das Rumoren normal, schließlich hat der Verdauungstrakt nach dem Essen eine Menge Arbeit. Und das betrifft nicht nur den Magen, in den die Nahrung zuerst gelangt, sondern auch den Darm, der automatisch angeregt wird. Wer einen empfindlichen Verdauungstrakt hat, empfindet diese natürlichen Vorgänge oft als unangenehm.

Manchmal kommt es aber schon nach wenigen Minuten recht unvermittelt zu heftigeren Symptomen, zu Blähungen, Bauchschmerzen und Übelkeit. Spätestens dann lohnt es sich, genauer nachzuforschen, ob die Beschwerden durch ganz bestimmte Lebensmittel hervorgerufen werden. Ob etwa eine Nahrungsmittelunverträglichkeit von Laktose (Milchzucker) die Ursache ist.

Die Unverträglichkeit hat eine lange Vorgeschichte in der Evolution des Menschen. Grundsätzlich ist Milch eine geniale Erfindung der Natur: Babys ernähren sich am Anfang ihres Lebens ausschließlich von Muttermilch – und ihnen fehlt es an nichts. Denn in der Milch sind alle lebenswichtigen Stoffe enthalten: Fette und Zucker als Energiespender, Eiweiße zum Aufbau des Körpers, Vitamine, Mineralstoffe, Hormone und sogar Abwehrstoffe gegen Krankheitserreger. Allerdings enthält sie Laktose, einen Inhaltsstoff, der natürlicherweise in keinem anderen Lebensmittel vorkommt.

 IN DER FRÜHZEIT DES MENSCHEN, bei den Jägern und Sammlern, die noch keine Kühe und Ziegen hielten, war Milch nur für den Nachwuchs bestimmt. Nach den ersten Lebensmonaten kam kein heranwachsender Mensch mehr mit Milch in Berührung.

Weil früher der Milchkonsum ab einem gewissen Alter aufhörte, war es auch kein Problem, dass der menschliche Organismus mit dem Älterwerden wieder die Fähigkeit verlor, Milchzucker zu verwerten.

Daher war es für eine lange Zeit in der Menschheitsgeschichte völlig normal, dass Erwachsene in der Regel laktoseintolerant waren, ihr Körper die Laktose nicht nutzen konnte. Für etwa zwei Drittel der Weltbevölkerung gilt dies noch heute.

Vor rund 11 000 Jahren jedoch begannen die Menschen, im Nahen Osten sesshaft zu werden. Sie bauten Pflanzen an und hielten Vieh. Und vor allem dank der Kühe konnten sie das für die menschliche Ernährung eigentlich nutzlose Gras in eine wichtige, nicht mehr versiegende Nahrungsquelle umwandeln: in Milch.

Allerdings profitierten nicht alle Bauern davon, sondern nur jene, die aufgrund einer Genmutation in der Lage waren, den energiereichen Milchzucker auch als Erwachsene noch zu verwerten. Daher konnten sie sich von der Milch der Kühe und Schafe ernähren, was ihnen einen gewissen Überlebensvorteil verschaffte. Infolgedessen vermochten sie mehr Kinder zu bekommen und aufzuziehen – und gaben auf diese Weise die Fähigkeit, Laktose zu verwerten, an die nachfolgende Generation weiter. Jene genetisch übertragene Fähigkeit breitete sich recht schnell im Nahen Osten aus und gelangte schließlich nach und nach in europäische Breiten.

Diese historische Entwicklung ist die Ursache dafür, dass zumindest die meisten Menschen in Europa – und aufgrund der Wanderungsbewegungen auch sehr viele in Nordamerika und Australien – heutzutage Milch vertragen. Aber mitnichten alle: Bis zu 15 Prozent der Menschen in Nordeuropa bekommen Beschwerden, wenn sie Milchprodukte konsumieren. In Mitteleuropa sind es immerhin bis zu 30 Prozent, im Mittelmeerraum sogar bis zu 60 Prozent. In großen Teilen Südamerikas, Südafrikas und Südostasiens hingegen vertragen nur sehr wenige Menschen Milchzucker; dort trinkt kaum jemand Milch oder konsumiert Milchprodukte.

Liegt bei Ihnen eine Laktoseintoleranz vor und verzehren Sie dennoch Milch, treten häufig die typischen Beschwerden auf. Dies kann jedoch nicht nur bei Milch geschehen, sondern auch beim Verzehr von Eiscreme, Quark, Joghurt, Sahne, Buttermilch oder Milchschokolade. Und selbst am Morgen nach einem großen Milchkaffee oder einem Joghurt-Müsli kann es zu Blähungen oder Bauchweh kommen. Warum das so ist? Dafür müssen wir den Blick auf die Details richten.

Die Laktose, also der Milchzucker, ist ein sogenannter Zweifachzucker (Disaccharid). Er besteht aus den Einzelzuckern (Monosacchariden) Glukose und Galaktose. Milchzucker kann vom menschlichen Dünndarm nicht direkt aufgenommen werden, sondern muss zuvor durch ein Enzym mit dem Namen Laktase in die Einzelzucker Glukose und Galaktose zerlegt werden. Diese können problemlos vom Dünndarm resorbiert werden.

Das Enzym Laktase wird in Zellen der Dünndarmschleimhaut gebildet und ist besonders im Säuglings- und Kindesalter wichtig. Denn Neugeborene könnten nicht überleben, wenn sie keine Muttermilch vertragen würden. Mit zunehmendem Alter bildet der Dünndarm allerdings immer weniger Laktase. Daher kann selbst bei jenen Erwachsenen, die zunächst noch Milchzucker vertragen, mit der Zeit eine Laktoseunverträglichkeit entstehen.

Je nachdem wie ausgeprägt der Laktasemangel ist, wird ein zunehmender Anteil der mit der Nahrung konsumierten Laktose nicht mehr aufgespalten und somit nicht vom Körper aufgenommen. Die überschüssige Laktose wird dann in den Dickdarm weitertransportiert, wo sie von den dortigen Darmbakterien verarbeitet wird.

Das geschieht allerdings nicht still und leise: Die Mikroben im Dickdarm lassen die Laktose gären, was zu einer Entstehung von Gasen führt und zur Bildung kurzkettiger Fettsäuren. Dadurch können sich die typischen Symptome entwickeln: (verstärkte, anhaltende) Blähungen, Bauchkrämpfe, Bauchschmerzen und Durchfälle. Zusammengenommen ist das ein typisches Zusammenwirken von Beschwerden wie bei einem Reizdarmsyndrom.

Besteht eine genetische Veranlagung dafür, beginnt die Abnahme der Laktasebildung bereits mit dem Abstillen. Zwischen dem 5. und 20. Lebensjahr entwickelt sich dann der sogenannte primäre Laktasemangel.

NICHT NUR GENETISCH: Es gibt noch andere, eher seltene Ursachen für diese Form der Laktoseintoleranz: Sie kann etwa infolge einer Erkrankung der Darmschleimhaut auftreten.

Bei nicht genetischen Ursachen handelt es sich mitunter um einen Morbus Crohn, eine Entzündung des Magen-Darm-Trakts. Oder um eine Zöliakie, also eine Darmentzündung aufgrund einer vom Immunsystem verursachten Glutenunverträglichkeit. Aufgrund von Entzündungsprozessen kann dann nicht genügend Laktase produziert werden. Mediziner sprechen in dem Fall von einer sekundären Laktoseunverträglichkeit. Wenn die Grunderkrankung erfolgreich behandelt wird, verschwindet auch die Laktoseintoleranz. Bei einem primären Laktasemangel ist das nicht möglich.

Dass eine genetisch bedingte Laktoseunverträglichkeit heute so oft auffällt, liegt auch an der breiten Verwendung von Milchprodukten. Jene, die offensichtlich Milch enthalten, wie Joghurt, Quark oder Käse, kennt natürlich jeder. Milchzucker versteckt sich aber auch in zahlreichen weiteren Lebensmitteln. Denn Laktose ist ein recht günstiger Stoff mit vielerlei Eigenschaften, etwa einer hohen Wasserbindungsfähigkeit. Daher wird er in industriell hergestellten Lebensmitteln oftmals als Bindemittel eingesetzt und auch als Hilfsmittel bei fettreduzierten Produkten, da er die Kalorienmenge kaum verändert.

> **GUT VERSTECKT:** Bei Kuchen oder auch Knäckebrot wird Milchzucker als Aromaträger verwendet. Noch dazu wird Milchzucker beim Backen schön bräunlich und findet sich sogar in manchen Grillwürsten. In Schokolade wiederum dient Laktose als Geschmacksstoff. Auch in Fertig- und Tiefkühlgerichten ist Milchzucker zu finden. Das Problem: Wenn Laktose nicht direkt in einem Lebensmittel eingesetzt wird, sondern als eine Zutat mit Milchbestandteilen, muss auf der Verpackung Laktose nicht in der Zutatenliste aufgeführt werden.

Nun sollten Sie aber auch nicht zu viel Angst vor Laktose haben. Denn es ist keinesfalls so, dass Sie automatisch Verdauungsbeschwerden bekommen, wenn Sie einen Laktasemangel haben. Es müssen vielmehr bestimmte Faktoren zusammenkommen. So ist das Ausmaß des individuellen Laktasemangels von Mensch zu Mensch durchaus unterschiedlich. Heftige Symptome treten demnach vor allem bei jenen auf, die in kurzer Zeit sehr viel Laktose aufnehmen – und deren Laktasemangel sehr ausgeprägt ist. Geringe Mengen Laktose können hingegen die meisten problemlos vertragen.

Auch der Nahrungstransport im Dünndarm spielt eine Rolle: Geht er langsam vonstatten, so kann eine größere Menge Laktose verdaut werden, ohne dass es zu Problemen kommt. Außerdem können gleichzeitig aufgenommene Milchsäurebakterien, wie sie sich zum Beispiel im Joghurt befinden, einen Teil der Laktose spalten und damit unangenehme Symptome verhindern. Anders wenn die Nahrung schnell transportiert wird, dann reicht die Zeit nicht zum Verdauen.

Sehr bedeutsam für die Entstehung von Symptomen bei einer Laktoseunverträglichkeit ist auch die Wahrnehmungsempfindlichkeit des Darms. Wissenschaftliche Studien zeigen, dass Menschen mit einem Reizdarmsyndrom viel häufiger auch Beschwerden durch einen Laktasemangel bekommen als Menschen ohne Reizdarmsyndrom. Das liegt wohl hauptsächlich daran, dass beim Reizdarmsyndrom Signale aus dem Darm, wie Dehnungsreize durch die vermehrte Gasbildung, deutlich intensiver und unangenehmer wahrgenommen werden als bei einem gesunden Darm.

Wie erkenne ich eine Laktoseintoleranz?

Der Verdacht ergibt sich, wenn typische Beschwerden nach dem Verzehr laktosereicher Nahrungsmittel auftreten. Wenn Sie sichergehen wollen, ob tatsächlich eine Laktoseunverträglichkeit bei Ihnen vorliegt, kann beim Arzt ein Laktose H_2-Atemtest vorgenommen werden. Dabei nehmen Sie typischerweise 50 Gramm in Tee oder Wasser gelöste Laktose zu sich, worauf über einen Zeitraum von bis zu drei Stunden Atemproben genommen werden. Bei einer Laktoseunverträglichkeit gelangt unverdaute Laktose in den Dickdarm und wird dort von den Darmbakterien verstoffwechselt. Dadurch bildet sich unter anderem das farb- und geruchlose Gas Wasserstoff, das dann ausgeatmet und in der Atemluft gemessen wird.

Eine weitere Testmöglichkeit ist die Messung des Blutzuckeranstiegs. Denn bei einer Laktoseunverträglichkeit kommt es zu einem verringerten Anstieg der Blutzuckerwerte. Die Messung ist allerdings ungenauer als der H_2-Atemtest. Auch kann es zum Beispiel bei Menschen mit Diabetes zu falschen Ergebnissen kommen.

Wichtig ist in jedem Fall, während der Testverfahren auch zu erfassen, ob es durch die Laktose überhaupt zu Beschwerden kommt. Denn nur wenn tatsächlich Symptome auftreten, sprechen Fachleute von einer Laktoseunverträglichkeit oder Laktoseintoleranz. Treten keine Beschwerden auf, liegt lediglich eine sogenannte Laktose-Malabsorption vor, also eine mangelhafte Aufnahme von Laktose. Die aber bedarf normalerweise keiner weiteren Maßnahmen.

Es gibt noch andere Verfahren wie beispielsweise eine genetische Testung mittels einer Blutanalyse oder einen Laktase-Biopsie-Schnelltest, der im Zuge einer Magenspiegelung durchgeführt wird. Diese Verfahren messen jedoch lediglich einen Laktasemangel und

LAKTOSE – WO STECKT WIE VIEL DRIN?

Je nach Schweregrad der Unverträglichkeit kann bereits eine laktosearme Ernährung Linderung verschaffen.

MILCH

	Laktosegehalt pro 100 g
○ Milchpulver	50,5 g
○ Milch	5 g
○ Naturjoghurt	4 g
○ Schmand	3,4 g
○ Schlagsahne	3,3 g

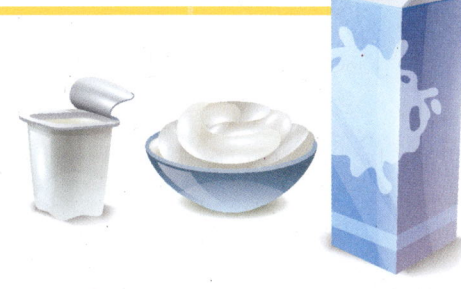

BUTTER

	Laktosegehalt pro 100 g
○ Butter	0,7 g
○ Butterschmalz	0 g

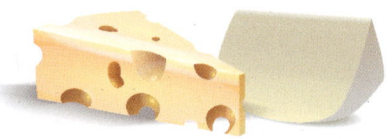

KÄSE

	Laktosegehalt pro 100 g
○ Schmelzkäse	6,3 g
○ Doppelrahmfrischkäse	4 g
○ Weichkäse	1 g
○ Hartkäse	0,1 g

SÜSSES

	Laktosegehalt pro 100 g
○ Milchschokolade	9,5 g
○ Milchspeiseeis	7 g
○ Milchbasierte Desserts	6,3 g
○ Fruchtjoghurt	3,5 g
○ Bitterschokolade	0,5 g

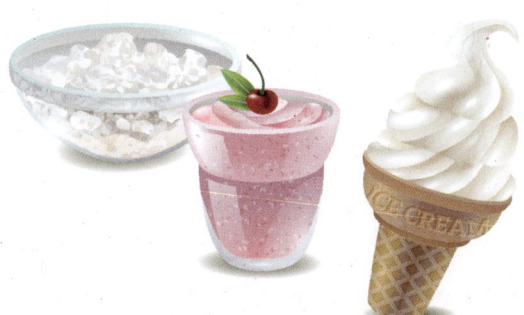
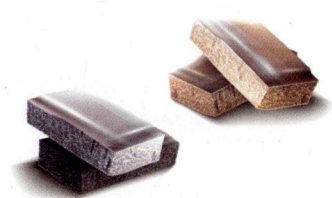

nicht, ob gleichzeitig auch Beschwerden auftreten. Daher sind sie allenfalls bedingt sinnvoll.

 IST LAKTOSEUNVERTRÄGLICHKEIT GESICHERT, empfiehlt sich eine laktosearme Ernährung. Dafür wird der Milchzucker zunächst für vier bis acht Wochen so gut wie möglich vermieden. So lässt sich feststellen, ob die Beschwerden besser werden und die Laktose tatsächlich die Ursache war. Danach wird die Laktosezufuhr wieder peu à peu erhöht und die individuelle Toleranzschwelle ermittelt, ab wann unangenehme Symptome auftreten.

Keinesfalls müssen Sie sich Sorgen machen, dass die geringen Laktosemengen, die sich häufig als Füllstoff in Tabletten finden, unangenehme Symptome verursachen. Für deren Abbau im Darm reicht die Laktasekapazität praktisch immer aus. Die meisten Menschen mit einer Unverträglichkeit vertragen mindestens zehn Gramm Laktose. Und natürlich auch „laktosefreie Milch", die indes nicht gänzlich laktosefrei ist: Tatsächlich enthält sie noch die geringe Menge von 100 Milligramm pro 100 Milliliter (das ist mehr Laktose als in einer typischen Tablette).

Neben einer laktosearmen Ernährung gibt es auch die Möglichkeit, Laktasekapseln vor oder während einer Mahlzeit einzunehmen. Das Enzym soll dabei helfen, die Laktose zu spalten und somit verdaulich zu machen. Bei manchen Menschen helfen solche frei verkäuflichen Produkte sehr gut. Ob das auch für Sie zutrifft, lässt sich nur durch Ausprobieren feststellen.

Eine weitere Möglichkeit ist die Einnahme von bestimmten Probiotika, etwa von Lactobazillen (Milchsäurebakterien), ergänzend zu laktosehaltigen Nahrungsmitteln. Diese Bakterien produzieren das Enzym Beta-Galactosidase, das Laktose spalten und somit den Darm bei der Verdauung von Laktose unterstützen kann.

Wissenschaftliche Studien konnten belegen, dass dadurch die Verträglichkeit von Laktose verbessert werden kann. Das ist allerdings auch auf ganz natürlichem Weg möglich: durch den Verzehr von Lebensmitteln, die von Natur aus Milchsäurebakterien enthalten. So wird etwa Joghurt trotz der darin enthaltenen Laktose oft recht gut vertragen. Näheres dazu auch ab S. 109, denn Probiotika und Milchsäurebakterien können auch eine ungemein positive Wirkung auf Menschen mit Reizdarm haben.

Fruchtzucker und Sorbit

Früchte können mit ihrem Zucker Unwohlsein verursachen. Auch der Zuckeraustauschstoff Sorbit spielt eine Rolle.

Ein weiterer typischer „Übeltäter" im Darm ist der Fruchtzucker, die Fruktose. Nicht wenige Menschen verdauen diese Substanz nur unzureichend. In der Fachsprache heißt das Fruktose-Malabsorptionssyndrom. Davon spricht man, wenn Symptome schon nach dem Verzehr von weniger als 25 Gramm Fruchtzucker auftreten – etwa bei zwei kleinen Gläsern Fruchtsaft oder zwei Äpfeln. Das kann zu Blähungen, Durchfällen, Völlegefühl, Übelkeit oder sogar Magen-Darm-Krämpfen führen.

Normalerweise verträgt kaum ein erwachsener Mensch mehr als 50 Gramm Fruchtzucker pro Mahlzeit. Wer diese Menge überschreitet, kann oftmals Symptome einer Fruchtzuckerunverträglichkeit verspüren. Das wird inzwischen zunehmend zum Problem: Fruchtzucker ist in großen Mengen natürlicherweise etwa in Honig, Früchten und daraus produzierten Smoothies enthalten. Fruktose ist auch einer von zwei Bestandteilen unseres normalen Haushaltszuckers (der andere Bestandteil ist die Glukose, der Traubenzucker). Und selbst die als „gesunde Alternative" populär gewordenen Produkte wie Ahornsirup oder Agavendicksaft enthalten große Mengen Fruchtzucker.

Da Fruktose zudem billig herzustellen und süßer als Rohrzucker ist, findet sie sich verstärkt in zahlreichen industriell produzierten Lebensmitteln, etwa in Softdrinks, Süßigkeiten, Diabetikerprodukten oder Fertignahrung, die zum Beispiel High Fructose Corn Sirup, Invertzucker oder Glukosesirup enthalten. Verbraucherinnen und Verbraucher können das kaum erkennen, denn laut Gesetz muss auf der Packung nur angegeben werden, wie viel Zucker enthalten ist, nicht aber, um welche Arten von Zucker es sich handelt.

Wodurch aber kommt es zu der Unverträglichkeit? Ganz ähnlich wie bei der Laktose kann auch in diesem Fall nicht die gesamte Menge des zugeführten Stoffs im Dünndarm aufgenommen werden.

Zwar ist Fruktose anders als Laktose ein sogenannter Einfachzucker (Monosaccharid) und muss daher nicht erst noch durch ein Enzym aufgespalten werden. Allerdings benötigt Fruktose für die Aufnahme in den Dünndarm ein spezielles Beförderungssystem, den sogenannten GLUT-5-Transporter: Es kann immer nur so viel Fruktose aufgenommen werden, wie GLUT-5-Transporter im Dünndarm vorhanden sind. Das bedeutet für jeden Menschen eine begrenzte Aufnahmekapazität.

Die natürliche Aufnahmegrenze liegt bei 35 bis 50 Gramm Fruktose. Bei einem Mangel an GLUT-5-Transportern können meist nicht mehr als 25 Gramm Fruktose vom Dünndarm aufgenommen werden. In Europa und Nordamerika ist immerhin einer von drei Erwachsenen von einem solchen Mangel betroffen. Bei Kleinkindern sind es sogar zwei von drei, da sie nur über eine geringe Anzahl von GLUT-5-Transportern verfügen; erst mit fortschreitendem Alter nimmt deren Menge zu.

Gesundheitlich bemerkbar macht sich das allerdings nur bei etwa jedem zweiten Betroffenen: Die überschüssige Fruktose staut sich nach und nach im Dünndarm. Mit dem Nahrungsbrei gelangt sie nach einiger Zeit in den Dickdarm. Dort können Bakterien den Fruchtzucker zwar verwerten, sie produzieren dabei aber reichlich blähende Gase sowie bestimmte Fettsäuren, die Durchfälle auslösen können.

Neben der angeborenen gibt es auch eine vorübergehende Fruchtzuckerunverträglichkeit: Wenn zum Beispiel die Zellen in der Wand des Dünndarms geschädigt sind, etwa durch entzündliche Krankheiten wie Morbus Crohn oder Zöliakie (siehe S. 73), kann der Darm die Fruktose ebenfalls schlechter aufnehmen. Es kommt dann ebenfalls zu Symptomen wie bei der angeborenen Unverträglichkeit. Werden die Entzündungsprozesse allerdings erfolgreich behandelt, nimmt auch die Fähigkeit des Darms wieder zu, Fruktose aufzunehmen.

 VON DER FRUKTOSE-MALABSORPTION ist die sehr seltene erbliche Stoffwechselkrankheit „hereditäre Fruktoseintoleranz" abzugrenzen, die nur einen von 20000 Menschen betrifft. Dabei fehlt aufgrund einer genetischen Veränderung das Enzym „Aldolase B", was dazu führt, dass die Fruktose nicht richtig verstoffwechselt werden kann. Das kann zu schweren, teils lebensbedrohlichen Unterzuckerungen und Organschäden führen.

Die sehr seltene hereditäre Fruktoseintoleranz ist eine angeborene Stoffwechselstörung und wird in der Regel im frühen Kindesalter diagnostiziert. Kinder reagieren auf Fruktose in ihrer Nahrung in dem Fall mit Schweißausbrüchen, Erbrechen, Unterzuckerungen oder neurologischen Störungen bis hin zu epileptischen Anfällen.

Um eine Fruktoseunverträglichkeit zu diagnostizieren, reicht es aber nicht, nur auf die Symptome zu achten, denn sie ähneln sehr einer Laktoseintoleranz oder einem Reizdarmsyndrom. Ärzte und Ärztinnen nutzen für eine Diagnose daher den H_2-Atemtest, wie er auch bei der Laktoseunverträglichkeit eingesetzt wird.

Um einer Fruktoseunverträglichkeit auf die Spur zu kommen, nimmt derjenige zunächst 25 Gramm in Wasser gelöste Fruktose zu sich. Im halbstündigen Abstand wird danach über mehrere Stunden der Wasserstoffgehalt im Atem gemessen. Wie beim Laktose-Atemtest weist ein Anstieg der H_2-Konzentration in der Atemluft eine mangelnde Aufnahme der Fruktose nach; doch nur wenn gleichzeitig Bauchbeschwerden auftreten, handelt es sich um eine Fruktoseunverträglichkeit (und nicht um eine häufig vorkommende asymptomatische Fruktose-Malabsorption, die keine Bauchbeschwerden hervorruft).

Die Behandlung ist im Prinzip simpel: Es gilt, den Fruchtzucker zu reduzieren, bis keine Beschwerden mehr auftreten. Nach einiger Zeit können Sie versuchen, die Zuckermenge wieder langsam zu steigern, bis zu einer Menge, bei der erste Symptome auftreten. Auf diese Weise lässt sich die individuelle Toleranzschwelle ermitteln. Wichtig ist es, nicht größere Mengen Zucker auf einmal zu konsumieren, sondern über den Tag zu verteilen. Denn nach einiger Zeit sind die GLUT-5-Transporter wieder in der Lage, neue Fruktose aufzunehmen.

Es ist sinnvoll, fruktosehaltige Lebensmittel mit Traubenzucker (Glukose) zu kombinieren. Denn über einen komplexen Mechanismus hängen die Aufnahme von Fruchtzucker und Traubenzucker zusammen: Wenn Traubenzucker im Darm vorhanden ist, können die Transport-Fähren der Darmschleimhaut mehr Fruchtzucker aufnehmen. Darum wird unser normaler Haushaltszucker meist problemlos vertragen, denn er setzt sich aus je einem Traubenzucker- und einem Fruchtzuckermolekül zusammen.

Außerdem können bestimmte Nahrungsergänzungsmittel die Verdauung einer fruktosereichen Mahlzeit unterstützen, so etwa Enzyme wie die Glukose-/Xylose-Isomerase. Diese fördern eine Umwandlung der Fruktose in Glukose und verbessern dadurch die Aufnahme im Darm. Auch in manchen Obstarten ist das Verhältnis zwischen Glukose und Fruktose ausgewogen. Dazu zählen beispielsweise Orangen, Zitronen, Himbeeren, Brombeeren oder Honigmelonen und Papayas. Sie sind daher besser verträglich als andere Früchte.

Der Zuckeraustauschstoff Sorbit sollte gemieden werden. Er kommt natürlicherweise vor allem in Steinfrüchten wie Aprikosen oder Kirschen vor. Sorbit wird aber auch vielfach als Zuckerersatz in Diabetikerprodukten eingesetzt, da er süß schmeckt und relativ wenige Kalorien hat. Insofern überschreiten zuckerkranke Menschen schnell einmal die Menge an Fruktose und Sorbit, die ihr Dünndarm aufnehmen kann. Sorbit blockiert zudem – im Gegensatz zu Traubenzucker – die gleichen GLUT-5-Transport-Fähren, und sowohl Fruktose als auch Sorbit werden schlechter aufgenommen.

Letztlich hat es die Natur vermutlich recht sinnvoll eingerichtet, dass unser Organismus ein Übermaß an Fruktose nicht gut verträgt. In den letzten Jahren hat sich zunehmend herausgestellt, dass Fruchtzucker eine ganz wesentliche Rolle bei der Entstehung der Fettleber spielt. Es gibt auch Hinweise darauf, dass ein dauerhaft hoher Fruchtzuckerverzehr Krankheiten wie das metabolische Syndrom, Typ-2-Diabetes und Gicht begünstigt.

 KÜRZLICH ENTDECKTEN Forscher und Forscherinnen, dass eine Fruktoseunverträglichkeit womöglich auch negative Folgen für die Psyche hat, etwa eine Neigung zur Niedergeschlagenheit oder zu depressiven Zuständen erhöht. Fruktose, die vom Körper nicht aufgenommen wird, verbindet sich im Darm vermutlich mit der Aminosäure Tryptophan. Das aber verhindert wiederum deren Aufnahme in den Körper beziehungsweise ins Gehirn. Aus Tryptophan wird nämlich im Gehirn der stimmungsaufhellende Botenstoff Serotonin gebildet.

Insofern ist es sinnvoll, den Fruchtzuckerkonsum grundsätzlich zu reduzieren – besonders den aus industriellen Zuckerzusätzen. Wenn schon Fruchtzucker, dann sollte der aus natürlichen Quellen wie Gemüse und Obst bevorzugt werden. Dabei sind frische Früchte getrockneten vorzuziehen. Während Erstere im Rohzustand zu weniger als zehn Prozent aus Fruktose bestehen, enthalten Trockenfrüchte ein Vielfaches davon. Weintrauben sind daher verträglicher als Rosinen. Ohnehin gehört frisches Obst in Maßen zu einer ausgewogenen und gesunderhaltenen Ernährung.

FRUKTOSE – WO STECKT WIE VIEL DRIN?

Wie der Name „Fruchtzucker" vermuten lässt, befindet dieser sich hauptsächlich in Obst. Aber auch in einigen Gemüsesorten ist Fruktose enthalten!

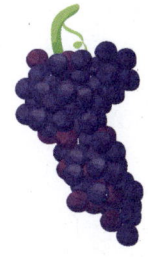

OBST
Fruktosegehalt pro 100 g

- Apfel — 7,3 g
- Banane — 7,1 g
- Fruchtsaft — 6,7 g
- Beerenobst — 5,4 g
- Kirschen — 4,6 g
- Kiwi — 3,9 g
- Melone — 3,4 g
- Trauben — 2,6 g
- Zitrusfrüchte — 2,3 g

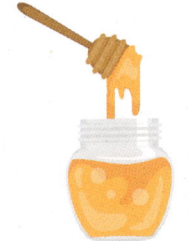
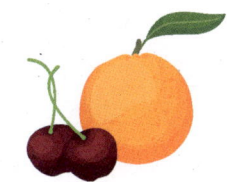

SÜSSES
Fruktosegehalt pro 100 g

- Honig — 38 g
- Rosinen — 33,2 g
- Butterkekse — 11,8 g
- Müsliriegel — 3,8 g

GEMÜSE
Fruktosegehalt pro 100 g

- Brokkoli — 3,7 g
- Zucchini — 3,7 g
- Apfelrotkohl — 1,7 g
- Grüne Bohnen (TK) — 1,4 g
- Kohlgemüse — 1,2 g
- Kohlrabi — 1,2 g
- Kürbis — 1,1 g
- Rote Paprika — 1,1 g

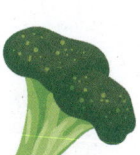

Glutenunverträglichkeit und Zöliakie

Ein Übeltäter, der oft keiner ist –
der manchmal aber erhebliche Probleme
verursachen kann

Er ist schon seit Längerem nicht mehr zu übersehen im Supermarkt: der Aufdruck „glutenfrei" auf vielen Produkten. Für Konsumenten muss der Eindruck entstehen, Gluten sei generell ungesund. Ein Lebensmittel sei umso wertvoller, wenn es diese Substanz nicht enthält. Mitunter wurden sogar Nahrungsmittel als „glutenfrei" beworben, die niemals Gluten enthalten hatten. Um sich nicht dem Verdacht irreführender Werbung auszusetzen, heißt es daher seit einiger Zeit vielfach „von Natur aus glutenfrei".

Was aber ist das für ein Übeltäter, den es angeblich zu meiden gilt? Gluten (lat. gluten, Leim) ist ein Speicherprotein, das sich aus den Bestandteilen Prolamin und Glutelin zusammensetzt. Es ist in Getreidepflanzen enthalten und daher ein Bestandteil des Mehls. Sogar ein sehr wichtiger, denn Gluten ist für die Konsistenz von Teigen und Backwaren verantwortlich. So kann Brotteig reichlich Wasser aufnehmen. Er wird luftig und das Gemisch sorgt für seine perfekte Elastizität. Daher nennt man Gluten auch Klebereiweiß.

Enthalten ist es in den meisten heimischen Getreidesorten wie Weizen, Dinkel, Roggen, Gerste. Es findet sich aber auch in Ur-Getreiden wie Einkorn oder Emmer. Eine Scheibe Brot enthält im Schnitt ein Gramm Gluten (am meisten Dinkelbrot, am wenigsten Roggenbrot). Es gibt aber auch glutenfreies Getreide wie Hafer oder Hirse und sogenannte Pseudogetreide-Sorten wie Quinoa, die ebenfalls kein Gluten enthalten.

Die meisten Menschen vertragen Gluten völlig problemlos. Alles andere wäre auch erstaunlich bei einer Substanz, die in so vielen alltäglichen Nahrungsmitteln natürlicherweise vorhanden ist. Doch bei manchen Menschen bildet das Immunsystem aus noch nicht völlig geklärten Gründen Abwehrstoffe gegen das Protein. Dabei unterscheiden Fachleute drei Arten von Erkrankungen, die mit Gluten in Verbindung stehen: Zöliakie, Weizenallergie und Glutensensitivität.

Zöliakie

Diese Erkrankung entwickelt sich bei bis zu einem Prozent der Bevölkerung. Sie tritt regional unterschiedlich häufig auf und nicht in jedem Fall wird sie auch diagnostiziert. Die Zöliakie zählt zu den Autoimmunkrankheiten, denn es kommt zu einer gegen den eigenen Körper gerichteten Abwehrreaktion. Durch den Kontakt mit Gluten bildet der Organismus Antikörper, die sich fälschlicherweise gegen Zellbestandteile der eigenen Darmschleimhaut richten. Die Darmschleimhaut entzündet sich, nach und nach wird die Schleimhautoberfläche regelrecht zerstört. Insbesondere die Ausstülpungen sind davon betroffen, die sogenannten Zotten (siehe S. 14).

Während die Oberfläche einer gesunden Dünndarmschleimhaut theoretisch die gesamte Fläche eines Fußballfeldes bedecken könnte, schrumpft eine durch Zöliakie geschädigte Schleimhaut auf die Größe eines Tischkickers.

Warum diese Störung bei manchen Menschen auftritt und bei anderen nicht, ist noch nicht abschließend verstanden. Es gibt jedoch eine eindeutige genetische Veranlagung, denn die Krankheit tritt unter Verwandten gehäuft auf. Nahezu alle Zöliakie-Patienten verfügen über bestimmte genetische Merkmale, die diese Immunreaktion auslösen. Durch eine Blutuntersuchung lässt sich eine entsprechende Veranlagung entdecken. Liegt keine der genetischen Merkmale vor, ist eine Zöliakie nahezu ausgeschlossen.

Das bedeutet umgekehrt allerdings nicht, dass jeder Mensch mit den genetischen Merkmalen auch an Zöliakie erkrankt. Tatsächlich trifft das nur auf jeden dritten bis vierten Träger der Merkmale zu. Es müssen wahrscheinlich noch weitere Faktoren hinzukommen, damit die Krankheit entsteht. Mediziner vermuten, dass auch Umweltfaktoren oder früher im Leben aufgetretene Infektionen einen Ausbruch begünstigen.

Allein aufgrund von Symptomen lässt sich eine Zöliakie kaum diagnostizieren. Daher vergeht oft viel Zeit, bis Gewissheit besteht. Denn die Beschwerden sind nicht immer massiv und eindeutig, mitunter verschwinden sie zeitweilig sogar wieder. Sicher diagnostizieren lässt sich eine Zöliakie vor allem durch die Untersuchung von Gewebeproben aus dem Zwölffingerdarm. Diese werden mittels einer Biopsie während einer Magen-Dünndarm-Spiegelung gewonnen. In den Gewebeproben lässt sich unter dem Mikroskop die Entzündungsreaktion und die Strukturstörung der Dünndarmzotten erkennen. Ebenfalls hilfreich für eine Diagnose ist die Bestimmung von Zöliakie-spezifischen Antikörpern im Blut, die sich fälschlicherweise gegen die Dünndarmschleimhaut richten.

Zu bedenken vor einer Diagnostik ist: Wenn Sie sich glutenfrei ernähren, kann ein völlig normales Untersuchungsergebnis herauskommen, selbst wenn bei Ihnen eine Zöliakie vorliegt. Sie haben mit Ihrer Ernährungsweise zwar die Symptome gelindert, erschweren aber eine Diagnose. Daher müssen Sie vor einer Magen-Dünndarm-Spiegelung für mindestens drei Monate Gluten nicht vollständig vermeiden. Wenn Sie auf diese Weise Gewissheit erlangen wollen, müssen Sie leider die durch das Gluten entstehenden Unannehmlichkeiten in Kauf nehmen.

Eine nachgewiesene Zöliakie sollte unbedingt behandelt werden. Die chronische Darmentzündung verursacht zum einen dauerhafte Beschwerden, wie auch bei einem Reizdarmsyndrom. Es können Durchfälle auftreten, aber auch Verstopfung, Blähungen und Appetitlosigkeit.

Fatal ist, dass eine ausgeprägte Erkrankung dazu führt, dass die Darmschleimhaut nicht mehr genügend Vitamine und Nährstoffe aufnehmen kann. In dem Fall kommt es häufig zu ständiger Müdigkeit, Gewichtsverlust und beispielsweise auch Blutarmut.
In milden Fällen verläuft die Krankheit manchmal zwar nahezu symptomfrei, bei schweren Verläufen können die Auswirkungen jedoch so gravierend sein, dass eine Zöliakie unbehandelt im Extremfall sogar zum Tod führen kann. Außerdem erhöht sie das Risiko für eine Tumorerkrankung des Lymphsystems (Lymphom) im Darm. Speziell bei Kindern kann es durch eine Zöliakie auch zu Wachstumsstörungen kommen.

☞ **ZUSAMMEN MIT EINER ZÖLIAKIE** treten oftmals weitere Autoimmunerkrankungen auf: häufig eine chronische Entzündung der Schilddrüse, die „Hashimoto-Thyreoiditis", oder, eher selten, die an eine Herpes-Infektion erinnernde Hauterkrankung „Dermatitis herpetiformis Duhring".

Derzeit besteht die einzige Therapie der Zöliakie in einer lebenslangen, sehr strengen glutenfreien Ernährung. Denn selbst geringe Mengen der Getreide-Antigene können Entzündungsreaktionen im Darm auslösen.

Gluten können Sie zwar vermeiden, aber es ist nicht ganz einfach und mit erheblichen Einschränkungen verbunden. So kommt die Substanz in größeren Mengen in all jenen Getreidearten vor, die sich – eben wegen dieses Klebereiweißes – besonders gut backen oder zu Nudeln verarbeiten lassen. Das gilt unter anderem für Weizen, Dinkel, Roggen und Gerste. Hafer gilt hingegen als unbedenklich. Allerdings kommt es bei der industriellen Verarbeitung häufig zu einer Kontamination mit anderen Getreidearten, sodass auch Haferprodukte mit Vorsicht zu genießen sind. Auch sollten Sie im Alltag darauf achten, mögliche Kontaminationen zu vermeiden – indem Sie zum Beispiel einen Toaster benutzen, in dem ausschließlich glutenfreies Brot geröstet wird.

Von Natur aus glutenfrei sind etwa Mais, Reis, Sorghum- und Zwerghirse, Buchweizen, Amaranth und Quinoa. Auch Kichererbsen, Maniokmehl, Kastanien und Kartoffeln enthalten kein Klebereiweiß. Im Internet finden sich zahlreiche Rezepte für Brot aus diesen Zutaten. Sind Lebensmittelverpackungen mit einer durchgestrichenen Ähre oder dem Aufdruck „glutenfrei" versehen, können Sie sich darauf verlassen, dass der Stoff tatsächlich nicht enthalten ist. Womöglich gibt es künftig auch Medikamente, die es Betroffenen ermöglichen, die Ernährung nicht mehr ganz so streng beachten zu müssen. Mehrere Präparate sind in der Entwicklung: Eines trägt die Bezeichnung ZED1227. Es ist offenbar geeignet, Gluten-Spuren in der Nahrung unschädlich zu machen und so eine Dünndarmentzündung zu vermindern. Das zumindest zeigte eine hochwertige wissenschaftliche Studie mit 160 Patienten. Bis so ein Präparat auf den Markt kommt, können jedoch noch Jahre vergehen.

VIELFACH BESTEHT die Auffassung, dass sich das Zöliakie-Risiko verringert, wenn Babys während des ersten Lebensjahres glutenfrei ernährt werden. Vermutlich schützt aber ein früher Kontakt mit Gluten vor Zöliakie.

Dass früher Kontakt mit Gluten das Risiko für eine Zöliakie vermindert, zeigte eine Studie aus England: Rund 500 Kinder bekamen erstmals nach sechs Monaten glutenhaltige Nahrungsmittel. Im Alter von drei Jahren trat bei 1,4 Prozent der Kinder eine Zöliakie auf – deutlich mehr als statistisch zu erwarten gewesen wäre. Weitere rund 500 Kinder erhielten bereits ab vier Monaten glutenhaltigen Brei zu essen. Keines dieser Kinder erkrankte an Zöliakie. In dieser Lebensphase gelingt es offenbar häufig, den Organismus an das Klebereiweiß zu gewöhnen.

Weizenallergie

Zu Beschwerden nach dem Verzehr von Gluten kann es auch kommen, wenn eine echte Nahrungsmittelallergie gegen Weizen vorliegt. Tatsächlich zählt Weizen zu den häufigsten Nahrungsmittelallergenen. Neben reizdarmartigen Bauchbeschwerden treten dabei allerdings oft andere typische allergische Reaktionen auf, wie Hautrötungen, Quaddelbildung, Reizung der Atemwege bis hin zum Asthma. Auch ein allergischer Schock ist möglich, aber zum Glück sehr selten. Kommt es beim Verzehr von Getreideprodukten zu Beschwerden, sollte immer auch an eine Weizenallergie gedacht werden und diese näher abgeklärt werden (siehe ab S. 51).

Glutensensitivität

Obwohl nur etwa jeder Hundertste tatsächlich eine Zöliakie hat, machen viel mehr Menschen die Erfahrung, kein Brot zu vertragen. Ihre Beschwerden gehen vermutlich oft auf eine von den Symptomen her ähnliche, aber dennoch andere Erkrankung zurück: die Gluten- oder Weizensensitivität. In dem Fall handelt es sich nicht um eine Autoimmunkrankheit oder Allergie, sondern um Unverträglichkeitsreaktionen gegen Bestandteile im Weizen. Dabei entstehen Stunden bis Tage nach dem Verzehr vor allem reizdarmartige Beschwerden. Hinzu kommen mitunter Symptome wie Kopfschmerzen, Migräne, Hyperaktivität, Muskelbeschwerden, Müdigkeit. Der Krankheitsvorgang ist noch nicht eindeutig geklärt; möglicherweise liegen den Beschwerden unterschiedliche Ursachen und Mechanismen zugrunde.

Zu den mutmaßlichen Auslösern zählen neben Gluten vor allem Amylase-Trypsin-Inhibitoren (ATI). Diese Eiweiße stellt die Pflanze her, um Schädlinge abzuwehren. Sie aktivieren beim Menschen bestimmte Immunzellen, die daraufhin entzündungsfördernde Stoffe ausschütten, die die Darmschleimhaut schädigen. Das kann zu einer Darm-Barriere-Störung führen (Leaky-Gut-Syndrom). Dabei wird die Darmschleimhaut durchlässig. Fettunlösliche Stoffe, Mikroben, unvollständig aufgespaltene Nahrungsbestandteile und Schadstoffe gelangen dann ungehindert in die Darmwand und zum Teil sogar in den Blutkreislauf.

Im Gegensatz zu einer Allergie hängt die Weizensensitivität von der Dosis ab: Je mehr Getreide verzehrt wird, desto stärker ist die

Reaktion. Moderne Hochleistungs-Weizensorten, die besonders resistent gegen Schädlinge sind, enthalten besonders viele ATI. So ist es vermutlich kein Zufall, dass die Weizensensitivität in den letzten Jahren häufiger zu werden scheint. Möglicherweise ist mancher Darm mit dem vielen ATI schlicht überfordert. Dann ist es oft hilfreich, traditionell hergestelltes Brot der Industrieware vorzuziehen. In lange aufgehenden Hefeteigen sowie Broten auf der Basis von Sauerteigmischungen haben die darin enthaltenen Mikroorganismen genügend Zeit, um problematische Substanzen abzubauen.

Histaminintoleranz

Betroffen sind meist Frauen –
ihr Hormonstatus
spielt dabei wohl eine Rolle.

Histamin ist ein wichtiger Botenstoff, der in zahlreichen Nahrungsmitteln vorkommt und auch im menschlichen Körper gebildet wird. Dort hat er als Gewebshormon vielfältige Funktionen, etwa bei der Abwehr gegen Erreger und Fremdstoffe. Muss das Immunsystem im Ernstfall aktiv werden, schütten bestimmte Zellen große Mengen Histamin aus. Sie lösen in verschiedenen Geweben viele Reaktionen aus: Kleine Blutgefäße weiten sich, was zu Hautrötungen führt; große Gefäße verengen sich, Nervenenden werden empfindlicher. Histamin hat noch andere, allgemeinere Auswirkungen auf den Körper: Es regt die Magensaftbildung an, senkt den Blutdruck, steigert die Aufmerksamkeit. Es ist an der Steuerung des Schlaf-wach-Rhythmus sowie der Appetitkontrolle beteiligt.

Doch nicht jeder Organismus kann problemlos mit der Substanz umgehen. So leidet vermutlich etwa jeder Hundertste Mitteleuropäer an einer „Histaminose". In solchen Fällen ist es zu einem Ungleichgewicht gekommen, und zwar zwischen der Menge von Histamin im Körper und der Fähigkeit des Organismus, die Substanz ausreichend schnell wieder abzubauen. Es wird vermutet, dass es bei manchen Menschen zu einer Überschreitung der individuellen Toleranzmenge kommen kann, wenn Histamin in größeren Mengen über die Nahrung aufgenommen wird. Normalerweise wird die Substanz im Darm weitgehend abgebaut; bei einer Histaminunverträglichkeit gelingt dem Darm das jedoch nicht ausreichend, und der Botenstoff gelangt in die Darmwand und in den Blutkreislauf. Dort täuscht er gewissermaßen einen Alarmzustand vor. Dieser ist nicht so lebensbedrohlich wie bei einer allergischen Reaktion – zumeist aber heftiger als der bei einer Laktose- oder Fruktoseunverträglichkeit.

WOHER KOMMT ALL DAS HISTAMIN? Es sind bestimmte Bakterien in Lebensmitteln, die Histamin erzeugen, derweil sie pflanzliches oder tierisches Gewebe zersetzen.

Vor allem fermentierte und gereifte Produkte haben einen recht hohen Histamingehalt: Rotwein, Champagner, Bier, lange gereifter Käse und Sauerkraut etwa. Ähnliches gilt für Spinat, Tomaten, Essig und Hefeerzeugnisse. Insbesondere Fisch ist ein idealer Nährboden für die Mikroben, vor allem, wenn er nicht fangfrisch ist. Fleisch enthält dann viel Histamin, wenn es durch Pökeln, Räuchern oder Lufttrocknung haltbar gemacht oder zu Wurst verarbeitet wurde.

Sehr große Histaminmengen können zu regelrechten Vergiftungserscheinungen führen, mit Symptomen wie Übelkeit, Erbrechen, Durchfall, Bauchschmerzen, Fieber, Kopfschmerzen, Hautjucken oder Brennen im Mund. Mitunter trägt auch das vom eigenen Körper erzeugte Histamin dazu bei, dass bei manchen Menschen die verträgliche Menge überschritten wird. Angeregt wird die körpereigene Produktion etwa von Alkohol, Zitrusfrüchten, Tomaten und anderen Nahrungsmitteln. Einige Medikamente sowie Infektionen, Sport und starker emotionaler Stress können die körpereigene Histaminausschüttung erhöhen. Keinesfalls ist es sinnvoll, vorsorglich auf alle histaminhaltigen Nahrungsmittel zu verzichten. Denn zahlreiche von ihnen, wie etwa Hülsenfrüchte und verschiedene Obstsorten, sind sehr gesund. Insbesondere gilt das für fermentierte Lebensmittel wie zum Beispiel Sauerkraut.

Als Ursache einer Histaminintoleranz wird angenommen, dass der in der Nahrung enthaltene Botenstoff nicht rasch genug abgebaut werden kann (zuständig dafür ist vor allem das von der Darmschleimhaut ausgeschüttete Enzym Diaminoxidase, DAO, siehe auch S. 80). Und manches verlangsamt den Histaminabbau zusätzlich, so etwa Alkohol, Kakao, schwarzer und grüner Tee sowie eine Vielzahl verschiedener Medikamente wie etwa Acetylsalicylsäure (ASS) oder häufig eingesetzte Schmerzmittel. Infolgedessen können bei einzelnen Menschen möglicherweise bereits durch den Verzehr normaler Histaminmengen Verdauungsbeschwerden und andere körperliche Symptome ausgelöst werden können.

Bei manchen Menschen ist die Intoleranz angeboren, bei den meisten zeigt sie sich aber erst mit den Jahren, wobei die Ausprägung im Laufe der Zeit stark variieren kann. Auch Darmentzündungen oder Schädigungen der Darmschleimhaut können die Fähigkeit, Histamin abzubauen, vermindern.

Da vier von fünf Betroffenen zudem Frauen im mittleren Alter sind, wird vermutet, dass die Unverträglichkeit auch mit der beginnenden Abnahme der weiblichen Geschlechtshormone zusammenhängen könnte.

 BEI JUNGEN FRAUEN, DIE SCHWANGER WERDEN, verschwinden die Symptome einer Histaminunverträglichkeit vorübergehend. Ihre Plazenta produziert verstärkt eine Substanz, die Histamin abbaut. Das soll Mutter und Kind offenbar vor zu hohen Konzentrationen schützen. Die genauen Zusammenhänge sind noch nicht erforscht.

Durch bestimmte Stoffe lässt sich der Histaminabbau wohl auch fördern, beispielsweise Vitamin B_6, Kupfer und Zink. Medizinerinnen und Mediziner stießen zudem bei der Erforschung der Seekrankheit darauf, dass auch Vitamin C möglicherweise Histamin unschädlich machen kann: Bekannt war, dass der Körper durch die typischen Bewegungen auf See vermehrt Histamin produziert, was unter anderem den Brechreiz anregt. Bekamen Probanden, die auf einer Rettungsinsel durchgeschaukelt wurden, Vitamin C verabreicht, wurden manche deutlich später seekrank – und ihr Histaminspiegel sank.
In akuten Fällen können auch Medikamente, sogenannte Antihistaminika, einzelne Symptome mildern. Doch vermögen die Mittel den Histaminspiegel im Körper nicht direkt zu senken und sie wirken nur vorübergehend. Heilbar ist eine Histaminunverträglichkeit letztlich nicht. Daher hilft es allein, die Substanz weitgehend zu vermeiden.

Doch wie findet man heraus, ob eine Unverträglichkeit besteht? Als wichtigste „Untersuchungsmethode" gilt das Führen eines Ernährungstagebuchs (siehe S. 88), um Zusammenhänge mit histaminreicher Nahrung zu identifizieren. So lässt sich nach und nach ermitteln, auf welche Lebensmittel am besten verzichtet werden sollte. Als gesichert gilt eine Unverträglichkeit aber erst, wenn sich danach mit einer gezielten histaminreichen Nahrung die Symptome wieder auslösen lassen. Unter Fachleuten ist die Existenz einer Histaminintoleranz nicht unumstritten. Das liegt unter anderem daran, dass es keine anerkannten Tests (siehe unten) gibt, die eine solche Unverträglichkeit sicher nachweisen oder ausschließen könnten.

Seit einiger Zeit ist im Zusammenhang mit einer Histaminunverträglichkeit auch von einem neuen Krankheitsbild die Rede, dem Mastzell-Aktivierungssyndrom (MCAS). Mastzellen gehören zu den Immunzellen und sind in vielen Geweben im Körper anzutreffen, etwa in Schleimhäuten und im Verdauungstrakt. Sie produzieren zahlreiche Botenstoffe, darunter auch Histamin. Beim MCAS kommt es zu einer gesteigerten Aktivierung der Mastzellen. Das kann zahlreiche Ursachen haben, etwa bestimmte Lebensmittel, Medikamente oder auch große körperliche Anstrengung. Werden die Mastzellen überaktiv, kommt es zu einer erhöhten Histaminausschüttung. Viele Symptome sind die Folge, etwa Schwindel, Nesselsucht, Luftnot, Schwellungen, Muskelschmerzen. Anders als beim Reizdarmsyndrom äußern sich die Beschwerden aber im gesamten Körper.

In sehr seltenen Fällen ist eine Mastozytose die Ursache für eine erhöhte Histaminausschüttung. Dabei kommt es in einzelnen Organen oder in Blutstammzellen im Knochenmark zu einer unkontrollierten Vermehrung von Mastzellen. Besteht der Verdacht, dass Beschwerden von einer erhöhten Histaminausschüttung ausgelöst werden, sollten Ärzte auch in Erwägung ziehen, dass sich eine Mastozytose oder ein Mastzell-Aktivierungssyndrom dahinter verbirgt.

> **IM INTERNET stoßen Sie häufig auf Histamin-Unverträglichkeits-Tests. Diese versprechen viel, halten oft aber nur wenig. Die medizinischen Leitlinien geben zu keinem dieser Tests eine Empfehlung ab.**

Manche Testverfahren können dennoch zumindest als Unterstützung eines ohnehin vorhandenen Verdachts herangezogen werden. Eine Studie ergab, dass eine mehr als 50 Minuten bestehende Hautquaddel im Kontext eines Histamin-50-Pricktests ein deutlicher Hinweis auf eine Histaminunverträglichkeit ist. Neuere Studien konnten zeigen, dass eine erniedrigte DAO-Aktivität, die im Blutserum bestimmt wird, mit dem Ansprechen auf eine histaminarme Ernährung korreliert. Und mit einer DAO-Aktivitätsbestimmung im Darm konnte zumindest gezeigt werden, dass in gestörten Darmabschnitten eine verminderte Enzymaktivität vorliegt.

DAS SORGT FÜR RUHE BEIM REIZDARM

Zum Glück gibt es vielfältige Hilfe: Was Sie selbst gegen Bauchbeschwerden unternehmen können – und wie die Medizin Sie dabei effektiv unterstützen kann.

Die optimale Therapie ist multimodal

Bei der Behandlung hat sich eine ganzheitliche Herangehensweise bewährt.

Reizdarmbeschwerden haben oftmals vielfältige Ursachen: Das Darmnervensystem und die Darm-Gehirn-Achse können gestört sein, die Darmmotorik und -wahrnehmung, die Darmbarriere- und Darm-Immunfunktion oder auch das Mikrobiom selbst. Nicht selten wirken mehrere Faktoren zusammen.

Es ist daher nicht erstaunlich, dass die Beschwerden von Mensch zu Mensch oft sehr unterschiedlich ausfallen: Bei Ihnen kommt es womöglich häufig zu Verstopfung, bei anderen immer wieder zu Durchfällen. Es treten zeitweise heftige Bauchkrämpfe auf oder eher ein dauerhafter Schmerz.

Diese Komplexität erschwert natürlich eine Behandlung – und so gibt es bis heute kaum etwas, was allen Patienten und Patientinnen gleichermaßen hilft: Es gibt nicht DAS eine Reizdarmmedikament, es gibt auch nicht DIE eine Behandlungsmethode.

Vielmehr hat sich in den letzten Jahren mehr und mehr eine ganzheitliche Herangehensweise bewährt. Mediziner sprechen von einem multimodalen Behandlungsansatz. Der setzt sich aus verschiedenen Komponenten zusammen: Zum einen eher allgemeine Maßnahmen wie Entspannungspraktiken und Bewegung. Hinzu kommen – jeweils auf den Einzelfall bezogen – Ernährungsempfehlungen, Medikamente, Elemente der Komplementärmedizin (siehe S. 113) und auch gegebenenfalls psychotherapeutische Hilfe. Aktuelle Studien bestätigen, dass ein ganzheitlicher Therapieansatz einer rein medikamentösen Behandlung überlegen ist.

Positiv ist, dass Sie selbst viele der Behandlungsansätze eigenständig umsetzen können. Dennoch ist eine ärztliche Betreuung sinnvoll: Einerseits sollten Mediziner schwerwiegendere Erkrankungen als Ursache der Beschwerden zunächst ausschließen (siehe auch ab S. 38). Andererseits ist es sinnvoll, harmlosere Störungen wie eine Laktoseintoleranz (siehe S. 60) oder eine bakterielle Dünndarm-Fehlbesiedelung abzuklären. Denn diese würden zunächst gezielt behandelt, um festzustellen, ob sich dadurch womöglich bereits die Reizdarmsymptome verbessern.

Sehr wichtig ist, dass Fachärzte und Fachärztinnen Sie persönlich beraten, sich Zeit nehmen und aufklären. Denn womöglich fällt es Ihnen schwer, nachzuvollziehen, dass die Untersuchungen, denen Sie sich unterzogen haben, keine Auffälligkeiten zeigen. Selbst womöglich dann nicht, wenn Sie sehr starke Beschwerden haben. Insofern ist es wichtig, dass Sie im ärztlichen Gespräch das aktuelle Reizdarmkrankheitsmodell erläutert bekommen – damit Sie etwa erfahren, dass viele der möglichen Darmstörungen in der normalen ärztlichen Routinediagnostik gar nicht erfasst werden können, und dass Ihre Beschwerden keineswegs eingebildet sind, sondern real.

 STUDIEN BELEGEN, dass eine sorgfältige Ausschlussdiagnostik und eine umfassende Erläuterung des Krankheitsbildes eine wichtige Basis für eine erfolgreiche Reizdarmbehandlung sind. Denn damit wird Ihnen die Sorge vor unerkannten schlimmen Erkrankungen genommen. Und Sie können eine Vorstellung davon entwickeln, wie bei Ihnen die Symptome entstehen.

Im weiteren Verlauf steht eine Beratung zum multimodalen Therapieansatz im Vordergrund, eventuell auch eine Verschreibung von Medikamenten sowie die Empfehlung zu einer Ernährungsberatung oder Psychotherapie.

Wichtig zu wissen: Jeder Behandlungsansatz ist zunächst ein Therapieversuch. Denn wie jemand auf bestimmte Behandlungen anspricht, ob sie helfen, erst zeitverzögert wirken oder womöglich auch gar nicht, ist letztlich nicht vorherzusagen. Was daran liegt, dass Reizdarmpatienten sehr unterschiedlich auf dieselben Therapien reagieren – wohl auch deshalb, weil ganz unterschiedliche Störungen gleichartige Symptome verursachen können.

Auch sollten die Ziele der Behandlung realistisch eingeschätzt werden. Bei vielen Betroffenen braucht es mehrere multimodal kombinierte Therapieansätze, um die Beschwerden zu lindern. Und man muss es offen sagen: Nur selten werden Sie ganz beschwerdefrei. Aber es gibt auch eine gute Botschaft: In den meisten Fällen gelingt es, Ihre Lebensqualität ganz erheblich zu verbessern. Auch wenn dafür oftmals Geduld erforderlich ist.

Beobachten Sie sich genau

Um eine Therapie zu planen, ist es wichtig, genau zu wissen, wann welche Beschwerden auftreten – und was sie möglicherweise auslöst. Dafür ist ein Symptomtagebuch hilfreich. Dabei protokollieren Sie täglich über einen längeren Zeitraum (oftmals vier Wochen), wann Beschwerden auftreten, wie lange sie anhalten und in welcher Intensität sie spürbar sind. Eine lückenlose Dokumentation ist hier unverzichtbar, denn nur so lassen sich aussagekräftige Ergebnisse erzielen: jede Tasse Kaffee, jeder Snack, jede Beilage und jedes Bauchgrimmen sollten Sie akribisch notieren.

Dokumentieren Sie darin auch jeden Stuhlgang mit den jeweiligen Eigenschaften, seine Frequenz und Konsistenz. Orientieren können Sie sich dabei an der Bristol-Stuhlformen-Skala, siehe rechts.

Ihre Notizen helfen allen Beteiligten beim nächsten Arzt-Patienten-Gespräch und vermeiden mögliche Fehleinschätzungen. Ein einfaches Beispiel: Berichten Sie rein aus Erinnerung von viermal täglichem Stuhlgang, würde die Ärztin zunächst Durchfall vermuten. Wenn die Aufzeichnungen aber zeigen, dass es Stuhlgänge mit starkem Pressen und der mühsamen Entleerung kleiner Klumpen waren, handelt es sich jedoch um eine Verstopfung. Und die würde anders behandelt als ein Durchfall.

Neben den Bauchbeschwerden kann es auch sinnvoll sein, Ihre Stimmungslage zu notieren. Ob Sie momentan heiter sind und entspannt oder eher traurig, ängstlich oder gar deprimiert gestimmt sind. Auch Beschwerden wie Kopfweh, Schwindel, Gelenkschmerzen können Sie notieren. Treten solche Symptome häufig auf, kann der Arzt, die Ärztin daraus Erkenntnisse für weitere Behandlungsansätze ableiten.

Hilfreich ist es, wenn Sie gleichzeitig ein möglichst genaues Ernährungsprotokoll führen – und darin auch notieren, welche Medikamente Sie wann einnehmen. Weiterhin sollten Sie Aspekte Ihrer Lebensführung notieren: sportliche Betätigung, Schlafenszeiten, Stressfaktoren und Zeiten der Entspannung. Frauen sollten zudem ihren Zyklus dokumentieren. Nicht selten stellt sich heraus, dass die Beschwerden sich zyklusabhängig verändern; in Einzelfällen kann das auf eine sogenannte Endometriose hindeuten, eine der häufigsten Unterleibserkrankungen bei Frauen.

Bestenfalls kann schon eine solche Dokumentation offenbaren, welche Lebensmittel Ihnen Kummer bereiten. Wenn Sie zum Beispiel immer eine halbe Stunde nach dem leckeren Milchkaffee Darmpro-

BRISTOL-STUHLFORMEN-SKALA

Die Abbildungen geben eine Übersicht über Form und Beschaffenheit menschlichen Stuhls. Typ 3 und 4 gelten als ideal.

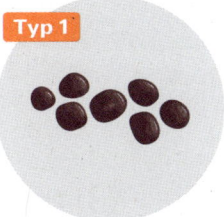

Einzelne, feste Kügelchen, wie Nüsse

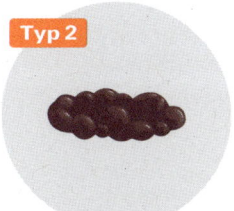

Eine oder mehrere klumpige Würste

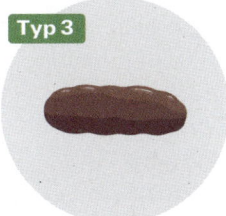

Eine Wurst mit rissiger Oberfläche

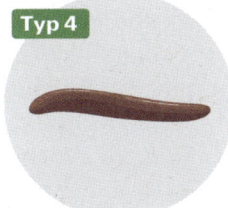

Eine geschmeidige und glatte Wurst

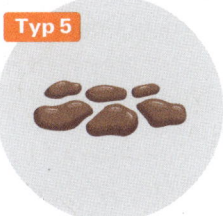

Einzelne Klümpchen mit glatten Rändern

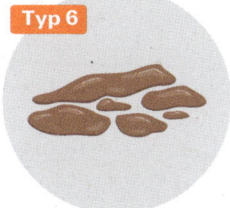

Einzelne Kleckse mit unregelmäßigen Rändern

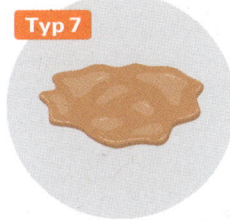

Flüssige Konsistenz ohne feste Stücke

bleme bekommen, ist das ein deutliches Indiz für eine Laktoseintoleranz.

Auch andere individuelle Zusammenhänge fallen womöglich auf: dass etwa nach dem Verzehr von Fruchtsäften eine Neigung zu Durchfällen entsteht, sich Blähungen durch Schlafmangel verschlimmern, dass der berufliche Nachtdienst eine Verstopfung verursacht. Oder auch, dass an Wochenenden mit viel Entspannung und ausreichend Schlaf weniger Beschwerden auftreten. Symptomtagebücher gibt es in Buchform und auch digital im Internet.

EIN SYMPTOMTAGEBUCH kann nützlich sein, um individuelle Trigger-Faktoren zu identifizieren (Trigger = Auslöser). Ferner können sich Hinweise auf Nahrungsmittelunverträglichkeiten ergeben. Reizdarmsymptome werden genau erfasst, damit kann eine gezielte symptombasierte medikamentöse Therapie geplant werden. Außerdem lassen sich Begleitsymptome wie Depressivität oder Ängstlichkeit erkennen, die dann separat zu behandeln wären.

Weiterhin kann ein Symptomtagebuch nützen, um die Wirksamkeit von Behandlungsansätzen zu überprüfen. So können Sie beispielsweise selbst feststellen, dass die Bauchschmerzen ohne Behandlung immer „mittelstark" auftreten, mit Behandlung nur noch „leicht". Oder dass sich die Anzahl weicher Stuhlgänge mit starkem Stuhldrang von drei pro Tag auf drei pro Woche vermindert hat.

Symptome lassen sich jedoch nicht immer eindeutig einem Lebensmittel zuordnen, etwa weil die Beschwerden zeitweise auftreten oder nur schwach ausgeprägt sind. Um ihnen dennoch genauer auf die Spur zu kommen, empfehlen Fachleute daher bei einem entsprechenden Verdacht die Kombination eines Symptomtagebuchs mit einer sogenannten Eliminationsdiät: Hier verzichtet man einige Wochen auf bestimmte Lebensmittel, damit der Darm sich erholen kann.

Wenn Sie also Substanzen als Auslöser Ihrer Beschwerden vermuten, dann verzichten Sie für zwei bis vier Wochen etwa auf Laktose, Fruktose, Gluten, Histamin oder auch bestimmte Zusatzstoffe. Verspüren Sie keine Verbesserung, können Sie das entsprechende Lebensmittel wieder zu sich nehmen, weil es nicht der Auslöser Ihrer Beschwerden ist. Stellen Sie jedoch eine deutliche Linderung fest, ist ein ursächlicher Zusammenhang wahrscheinlich. Damit Sie sich dennoch möglichst vielfältig ernähren, ist es sinnvoll, die weggelassenen Lebensmittel dem Speiseplan nach und nach wieder hinzuzufügen (Ausnahme: nicht bei echten Nahrungsmittelallergien und Zöliakie, in den Fällen müssen die betreffenden Substanzen dauerhaft strikt weggelassen werden). Beobachten Sie, wo Ihre persönliche Schwelle liegt, ab der die Beschwerden wieder auftreten. Eine spezielle Form der Eliminationsdiät ist die sogenannte Low-FODMAP-Diät (siehe S. 125).

Digitale Helfer: Reizdarm-Apps

Seit einiger Zeit gibt es verschiedene Smartphone-Apps, mit denen Sie Symptomtagebücher digital führen können. Bei manchen lassen sich die Tagebücher ausdrucken, um sie etwa zum Arzt mitzunehmen. Die persönlichen Symptome und Ernährungsgewohnheiten kann man mit allen Apps erfassen. Einige bieten Zusatzfunktionen, wie Ernährungstipps, Entspannungs- und Achtsamkeitsübungen. Einige Apps werten die Tagebucheinträge sogar individuell aus und geben dem Nutzer persönliche Ernährungsratschläge.

Neben Reizdarm-Apps gibt es weitere digitale Helfer, die gezielt auf die Ernährung als Symptomauslöser fokussieren. Über die FODMAP-App der australischen Monash University (monashfodmap.com/) lässt sich etwa der FODMAP-Gehalt sämtlicher Nahrungsmittel ermitteln. Das kann für die Begleitung einer Low-FODMAP-Diät (siehe S. 125) sehr hilfreich sein.

Weiterhin gibt es Apps, die künstliche Intelligenz (KI) für die Auswertung des Ernährungs-Symptomtagebuchs und eine anschließende individualisierte Beratung nutzen. Andere bieten gezielt psychotherapeutische Interventionen für Reizdarmpatienten an. Die meisten Apps sind kostenfrei oder zumindest kostengünstig erhältlich. Im Zuge der Bestrebung, digitale Gesundheitsanwendungen zu fördern, kann seit Kurzem auch eine sehr hochpreisige Variante auf Krankenkassen-Rezept verschrieben werden. Es gibt wenige wissenschaftliche Studien zu derartigen Apps – aber bisherige Erkenntnisse sprechen dafür, dass solche digitalen Helfer einen Nutzen haben. Mit dem rasantes KI-Fortschritt, wird ihre Bedeutung wachsen.

ERNÄHRUNGS-SYMPTOM-TAGEBUCH

Es kann dazu dienen, Auslöser von Beschwerden zu erkennen und Symptome zu erfassen.

Datum:

UHRZEIT (für jedes Ereignis)	**GEGESSEN/ GETRUNKEN** (auch Menge, Zubereitung und evtl. Gewürze)	**BESCHWERDEN** (welche, wie lange und wie stark, von 0 = keine bis 10 = sehr stark)	**SONSTIGE BEMERKUNGEN** (z. B. Medikamente, Stress, Vitaminpräparate …)

Linderung im Alltag

Lebensumstände bestimmen
oft darüber mit, wie stark
sich Reizdarmbeschwerden äußern.

Meist ist es die Ernährung. Aber auch Toilettengang, Schlaf und Stresssituationen befeuern das Geschehen. Viele von Ihnen haben bestimmt schon beobachtet, was Ihnen guttut und was nicht: einzelne Lebensmittel oder Nahrungsbestandteile. Vielleicht handelt es sich um eine Unverträglichkeit gegen Milchzucker oder Fruchtzucker oder auch gegen blähende Nahrungsmittel. Welche Ernährungsweise sich in solchen Fällen anbietet, ist ausführlich ab S. 125 dargestellt.

Sehr wichtig für eine gesunde Funktion des Verdauungssystems ist genügend Bewegung. Regelmäßige körperliche Betätigung wie Spaziergänge und moderater Sport regen die Magen-Darm-Tätigkeit an und sind insbesondere bei Völlegefühl, Blähungen und Verstopfung empfehlenswert (Extremsport wie ein Marathonlauf ist für die Verdauung hingegen eher ungünstig, es kann dann zu dem berüchtigten „Läufer-Durchfall" kommen). Speziell beim Reizdarmsyndrom ist die Ergänzung zwischen Bewegung und Entspannung hilfreich, etwa durch gezielte Yogaübungen. Dazu mehr ab S. 94.

Im Folgenden geht es zunächst um eher allgemeine Verhaltensweisen, die beruhigend auf das Verdauungssystem einwirken.

Tipps für den Toilettengang

Im Alltag kommt es nicht selten zu Situationen, in denen man seinem natürlichen Stuhldrang nicht nachkommen kann: etwa, wenn für eine Lehrerin gerade die Schulstunde begonnen hat, wenn ein Busfahrer mitten auf der Strecke ist – oder auch weil es einem unangenehm ist, auf einem Konzert eine mobile Toilettenkabine aufzusuchen.

Im Einzelfall ist das unproblematisch, doch unterdrücken Sie regelmäßig den Toilettengang, so kann das eine Verstopfung hervorrufen. Empfehlenswert ist es daher, sich eine gewisse Routine anzugewöhnen. Sehr hilfreich ist es, jeden Tag zur gleichen Zeit auf die

Toilette zu gehen. Idealerweise nach einer Mahlzeit, durch die ohnehin eine Reaktion des Dickdarms auf eine Reizung des Magens (der sogenannte gastrokolische Reflex) ausgelöst wird, was in der Regel zum Stuhldrang führt. Bei vielen Menschen tritt dieser nach dem Frühstück oder dem morgendlichen Kaffee oder Tee auf. Insofern ist es sinnvoll, danach nicht sofort aus dem Haus zu stürzen, sondern sich ein entsprechendes Zeitfenster einzurichten.

Für manche Menschen kann auch das Lesen auf der Toilette zu einer Entspannung führen, die den Stuhlgang erleichtert. Wenn die Entleerung trotz „Klolektüre" nicht so recht gelingen will, wirkt auch ein kleiner Schemel für die Füße oftmals Wunder. Durch das Anheben der Beine wird der Winkel im Enddarm in einer Weise verändert, dass die Entleerung besser gelingt. Die Haltung kommt jener Hockhaltung nahe, in der Menschen seit Jahrtausenden ihr Geschäft erledigt haben, bevor es überhaupt Toiletten gab. Eine WC-Schüssel durch einen Aufsatz zu erhöhen oder die Schüssel aus Gründen der Bequemlichkeit höher anbringen zu lassen, ist dagegen kontraproduktiv: Dadurch wird der Winkel im Enddarm ungünstiger, was die Entleerung erschwert.

Gesunder Schlaf – beruhigend für den Darm

Viele Reizdarmpatienten stellen fest, dass sich ihre Bauchbeschwerden durch Schlafmangel verstärken. Oder es kommt infolge des Reizdarms zu Einschlaf- oder Durchschlafstörungen. Oder Sie gehören zu einem ungünstigen Schlaftyp.

 MENSCHEN HABEN GENETISCH vorbestimmte Schlaf-Biorhythmen. Vier sogenannte Chronotypen gibt es: Lerchen, Eulen, Nappers und Nachmittagstyp. Das können Sie nicht ändern.

Die „Lerchen" wachen früh auf und sind in der ersten Tageshälfte besonders leistungsfähig. Die „Eulen" benötigen meist einen Wecker und laufen erst in der zweiten Tageshälfte zur Höchstform auf. Neuerdings hinzugekommen sind die „Nappers", die „Nickerchen"-Macher: Sie beginnen den Tag sehr wach, aber gegen 11 Uhr setzt Schläfrig-

SCHLAFHYGIENE

Auch wenn sich sicherlich nicht sämtliche Lebensumstände dem persönlichen Schlafbedürfnis anpassen lassen, so gibt es dennoch sehr bewährte Tipps für einen gesunden Schlaf.

Tipps für einen besseren Schlaf werden unter dem Begriff „Schlafhygiene" zusammengefasst. Dies sind die wichtigsten Tipps für Reizdarmpatienten:

- Schlafrhythmus: Stehen Sie jeden Tag zu ähnlicher Zeit auf und gehen Sie zu ähnlicher Zeit schlafen – idealerweise angepasst an den persönlichen Chronotyp. Dazu gehört etwas Selbstdisziplin, etwa abends das spannende Buch rechtzeitig aus der Hand zu legen. Sollte es doch deutlich später werden, ist es empfehlenswert, am nächsten Morgen dennoch pünktlich aufzustehen, damit am Abend wieder eine normale Müdigkeit eintritt.

- Optimierung der Schlafstätte: eine geeignete Matratze sowie Decken und Kissen, in denen Sie sich wohlfühlen – damit nicht ungünstige Schlafpositionen zu einem Aufwachen in der Nacht führen.

- Sport: Bewegung oder Sport, am besten draußen an der frischen Luft, führen zu einer wohligen körperlichen Erschöpfung bei gleichzeitig seelischer Entspannung. In den zwei Stunden vor dem Zubettgehen sollten Sie jedoch Ruhe halten, damit der Organismus herunterfahren kann.

- Ernährung: keine späten üppigen Mahlzeiten, kein abendliches Koffein, Alkohol meiden.

- Optimierung der Schlafumgebung: Im Zimmer sollte es möglichst leise, dunkel und kühl sein. Hilfreich können Ohrstöpsel, dunkle Vorhänge und eventuell sogar eine Schlafmaske sein. Achten Sie auf ausreichendes Lüften.

- Schlafrituale: Um einen Schlafrhythmus zu etablieren, können Routinen hilfreich sein. Etwa indem Sie vor dem Zubettgehen eine bestimmte Musik oder ein Hörbuch hören.

- Entspannungsübungen: Sie sind besonders hilfreich als Teil des Schlafrituals, denn insbesondere Stress und Sorgen sind häufige Gründe für Schlafstörungen. Bewährt haben sich Meditationen, Atemübungen oder sanfte Yogaübungen. So lässt sich auch das Grübeln vermeiden, was oft zu Einschlafproblemen führt. Zur Beruhigung des Verdauungstrakts können auch sanfte Aromaöl-Massagen des Bauches vorgenommen werden.

keit ein, die ihren Höhepunkt gegen 15 Uhr erreicht. Danach werden sie wieder munter, bis ungefähr 22 Uhr. Und der „Nachmittagstyp", der Schläfrigste von allen: Er ist morgens und abends müde, leistungsstarke Phasen hat er zwischen 11 und 17 Uhr.

Für einen gesunden Schlaf wäre es am günstigsten, die persönliche Lebensführung an den individuellen Schlaftyp anzupassen. Der Berufs- und Schulalltag lässt das jedoch meist nicht zu. Insbesondere die „Eulen", aber auch die Nachmittagstypen, leben oftmals ständig gegen ihren Schlaftyp.

Weitere typische Auslöser für Schlafstörungen sind Stress, übermäßige Sorgen und ungünstige Lebensgewohnheiten: etwa üppige Mahlzeiten und Kaffeekonsum spät am Tag, auch übermäßige Flüssigkeitszufuhr am Abend, was dazu führt, dass man des Nachts zum Wasserlassen aufstehen muss. Als noch recht neues Phänomen ist hinzugekommen: lange Bildschirmzeiten am Computer oder Smartphone. Bei Reizdarmpatienten kommen die Bauchbeschwerden als Störfaktor für den Schlaf hinzu.

Zum gesunden Schlaf gibt es inzwischen hilfreiche Smartphone-Apps. Diese erfassen individuelle Informationen zum Schlafrhythmus und zu den Lebensgewohnheiten, werten diese aus und geben individualisierte Empfehlungen.

Im Folgenden werden einige besonders für Reizdarmpatienten geeignete Entspannungstechniken ausführlicher vorgestellt, die vor dem Schlafengehen, zum Teil aber auch eher tagsüber, eingesetzt werden können.

Gut vorbereitet in den Urlaub

Die Urlaubszeit hat viele positive Seiten, auch wenn Sie unter Verdauungsbeschwerden oder Reizdarm leiden. Oftmals machen sich die Symptome nicht mehr so heftig bemerkbar, weil der Alltagsstress in den Hintergrund rückt und Freiraum für Entspannung bleibt. Außerdem ist mehr Zeit, sowohl für Mahlzeiten als auch für Toilettengänge.

Manchmal können Urlaube die Beschwerden verschlimmern. Vor allem dann, wenn An- und Abreise viel Zeit in Anspruch nehmen und am Urlaubsort eine andere Ernährung üblich ist. Hilfreich sind in dem Fall einige Tipps, wie Sie Ihren Darm für die Zeit des Urlaubs fit machen können:

Vermeiden Sie möglichst Stress. Nehmen Sie sich genug Zeit bei der Vorbereitung, packen Sie in Ruhe, seien Sie rechtzeitig am Bahnhof oder Flughafen.

Versuchen Sie, ungelöste Probleme zu Hause zu lassen, gewissermaßen als unnötigen Ballast, den Sie im Urlaub nicht gebrauchen können. Das kann doppelt hilfreich sein: Abstand zu Problemen verschafft Ihnen nicht nur eine entspanntere Urlaubszeit und eine bessere Erholung, er kann auch helfen, eine andere Perspektive auf festgefahrene Situationen zu gewinnen.

> **LÄNGERE REISEZEITEN** mit Bewegungsmangel können Bauchbeschwerden verursachen, insbesondere Verstopfung und Blähungen. Versuchen Sie daher, wann immer möglich, aktiv zu sein: bei Fahrten mit dem Auto Pausen mit kleinen Spaziergängen; in der Bahn und selbst im Flugzeug ist es ratsam, ab und an durch die Gänge zu gehen. Das ist auch ein Schutz vor Blutgerinnseln, die sich bei langem Sitzen in den Beinen bilden können.

Packen Sie Ihre Reizdarmmedikamente ein, insbesondere auch die, die Sie vielleicht nur ab und zu benötigen. Das Wissen, die Präparate dabeizuhaben, wirkt meist schon so beruhigend, sodass Sie sie am Ende eher selten brauchen. Eine sinnvolle Reiseapotheke könnte rezeptfreie Abführmittel wie Bisacodyl enthalten, dazu Durchfallmittel wie Loperamid und krampflösende Präparate wie Butylscopolamin oder Pfefferminzöl.

Durch die ungewohnte Ernährungsweise am Urlaubsziel reagiert Ihr Darm oftmals mit einer Verstopfung. Nehmen Sie als Unterstützung quellende Ballaststoffe (etwa Flohsamen oder geschrotete Leinsamen) mit und ergänzen Sie damit bei Bedarf Ihre Urlaubskost.

Probieren Sie fremdartige Speisen und Gewürze zunächst vorsichtig aus, um Ihren Darm daran zu gewöhnen.

Achten Sie insbesondere in tropischen und subtropischen Regionen auf besondere Hygiene, um Darminfektionen zu vermeiden. Halten Sie sich an das Prinzip: „Koch es, brat es, schäl es oder vergiss es." Besondere Vorsicht ist geboten mit rohem Fleisch, Fisch und Meeresfrüchten sowie Leitungswasser.

Manchmal gerät es besonders im Urlaub in Vergessenheit: Trinken Sie ausreichend, vor allem stilles Wasser.

Gelassenheit kann man lernen

Stress verschlimmert sehr häufig Reizdarmbeschwerden. Entspannungsübungen können helfen.

Akute seelische Belastungen etwa im Beruf, Zukunftssorgen oder familiäre Konflikte bedeuten Stress und oft reagiert auch der Darm gereizt. Doch es gibt gute Nachrichten: Studien belegen, dass Entspannungsverfahren Reizdarmbeschwerden wirksam lindern können. Daher ist es empfehlenswert, eine oder mehrere der vielen Verfahren auszuprobieren. Hier wird bestimmt jeder etwas finden, was die individuelle körperliche und seelische Entspannung fördert. Einige der Verfahren werden ganz kurz im Folgenden vorgestellt. Weitere Informationen und Angebote finden sich in Büchern, im Internet und App-Stores. Die Stiftung Warentest hat Meditations-Apps getestet, mit zwei Siegern (www.test.de/meditations-apps). Auch viele Krankenkassen bieten Online-Kurse mit Entspannungsverfahren an. Bei starker psychischer Beeinträchtigung, Depressionen und Angststörungen oder hohem Leidensdruck durch die Bauchbeschwerden sind Entspannungsübungen in Eigenregie womöglich nicht ausreichend. Dann können Psychotherapien helfen (siehe ab S. 119)

Atem-Meditationen

Im Wesentlichen basieren Atem-Meditationen darauf, durch bewusstes Atmen über einen längeren Zeitraum alle Gedanken auf diese Atemtätigkeit zu lenken. Auf diese Weise bleibt kein Raum für belastende Gedanken. Atem-Meditationen erfordern mehr Übung als die Progressive Muskelentspannung (siehe S. 95) – und sie gelingen auch nicht jedem. Sie auszuprobieren lohnt aber, da sich sehr angenehme Entspannungszustände erreichen lassen. Auch können sie gezielt zur Prävention von Stress eingesetzt werden. Eine Atem-Meditation lässt sich jederzeit und überall einsetzen – und sie benötigt nicht viel Zeit. Die Übungen können beliebig wiederholt werden. Starten Sie am besten mit einer Minute je Übung und erhöhen Sie die Zeitdauer nach und nach. Eine ruhige Umgebung und angenehme Körperhaltung sind empfehlenswert. Anleitungen finden Sie im Internet, etwa bei Krankenkassen, Volkshochschulen usw.

Progressive Muskelentspannung

Die Progressive Muskelentspannung nach Jacobsen ist eines der bekanntesten und anerkanntesten Entspannungsverfahren: Es basiert auf einer Anspannung und Entspannung einzelner Muskelgruppen und einer daraus folgenden Entspannung des gesamten Körpers. Studien zeigen: Wer die aktive Muskelentspannung trainiert, ist weniger schmerzempfindlich, reagiert in belastenden Situationen gelassener, was wiederum langfristig das Wohlbefinden steigert.

Dank Bücher und CDs lassen sich die Übungen leicht erlernen. Man beginnt meist mit den Händen und Füßen, nimmt jede Körperregion bewusst wahr, spannt die jeweiligen Muskeln an und lässt sie nach einiger Zeit wieder los. So werden nach und nach sämtliche Partien des Körpers angespannt und wieder entspannt, von den Gliedmaßen über den Rumpf bis hin zum Kopf. Durch die Konzentration auf diese Übungen kommt es auch zu einer mentalen und körperlichen Entspannung.

Autogenes Training

Autogenes Training basiert auf formelhaften Redewendungen, die zu einer Selbstsuggestion führen. Vor etwa 100 Jahren beobachtete der Psychiater Johannes Heinrich Schultz, dass Menschen sich ohne äußeres Zutun selbst (autogen) in eine Art Trance versetzen können: Sie erlebten tiefe Ruhe, spürten Wärme in den Gliedmaßen und fühlten sich nach dem Training erfrischt. Schultz entwickelte daraufhin Übungen, mit denen jeder gezielt seinen Atem regulieren, seine Herzfrequenz beeinflussen und ein Gefühl von Wärme hervorrufen kann. Für die Übungen nehmen Sie bitte eine möglichst entspannte Körperhaltung ein. Die kurzen „Formeln" sagen Sie sich dann mehrmals im Geiste vor und konzentrieren sich auf diese. Eine einfache Variante des Autogenen Trainings besteht aus sieben Übungen, die Sie nacheinander für je einige Minuten absolvieren können:

Die Ruhe-Übung ist eine Art Einleitung. Sie soll beruhigen und die Konzentration stärken. Schließen Sie die Augen, stellen Sie sich den Schriftzug „Ich bin ganz ruhig, nichts kann mich stören" vor. Für die Schwere-Übung sagen Sie sich gedanklich: „Die Arme und Beine sind ganz schwer." Mit einiger Übung gelingt es, ein Schweregefühl in den Körperteilen auslösen. Die Wärme-Übung soll die Durchblutung von Armen und Beinen fördern und dort ein angenehmes Gefühl verursachen. Sagen Sie sich: „Die Arme und Beine sind warm." Bei der Atem-Übung lassen Sie ihre Atmung im ganz normalen Rhythmus weiterfließen und sagen sich: „Mein Atem fließt ruhig und gleichmäßig." Bei der Herz-Übung konzentrieren Sie sich auf den Herzschlag. Eine hilfreiche Formel lautet: „Mein Herz schlägt ruhig und regelmäßig." (Achtung: Ungeeignet ist der Wortlaut „Mein Herz schlägt langsam." Das kann in Ausnahmefällen zu Herzrhythmusstörungen führen.) Die Sonnengeflechts-Übung soll dazu dienen, sich auf die Mitte des Bauches zu konzentrieren. Wiederholen Sie im Geiste mehrmals die Formel „Mein Leib wird strömend warm." Die Kopf-Übung hilft bei Müdigkeit und Konzentrationsschwäche. Eine nützliche Formel: „Der Kopf ist klar, die Stirn ist kühl." Zum Abschluss sagen Sie sich einmal mit Nachdruck: „Arme fest! Tief Luft holen! Augen auf!" Ein Strecken des gesamten Körpers schließt die Übungsphase ab. Diese „Aufwachphase" ist wichtig, um nicht weiterhin in einem tranceähnlichen Zustand zu verweilen.

Yoga

Beim Yoga zur Linderung von Reizdarmbeschwerden steht die Entspannung im Vordergrund. Yoga verbindet Körperübungen, Entspannungsmethoden, Meditation und Atemtechniken zu einem ganzheitlichen Ansatz, der Körper, Geist und Seele in Einklang bringen soll. Wissenschaftliche Studiendaten belegen auch eine Linderung von Reizdarmsymptomen. So hat eine klinische Studie in den USA, die über zwei Jahre lief, bestätigt, dass sich die gesundheitliche Situation der Reizdarmpatienten durch ein regelmäßiges Yogatraining deutlich verbessern ließ. Außerdem konnten die Patienten im Laufe der Zeit ihre Medikamenteneinnahme reduzieren, gleichzeitig nahm ihre körperliche Flexibilität zu. Die US-Forscher weisen darauf hin,

ENTSPANNENDE YOGAHALTUNGEN

Die folgenden Asanas sind zum Stressabbau und für Menschen mit Reizdarm besonders geeignet.

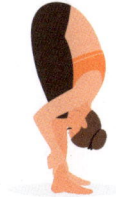

Padahastasana
Die stehende Vorwärtsbeuge

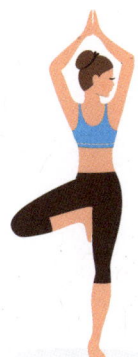

Vrikshasana
Der Baum

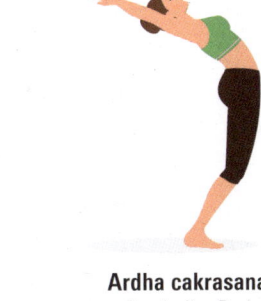

Ardha cakrasana
Das halbe Rad

Trikonasana
Die Dreieckhaltung

Bhujangasana
Die Kobra

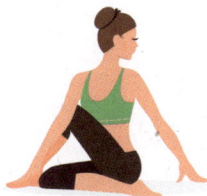

Vakrasana
Die gebogene Stellung auf zwei Händen

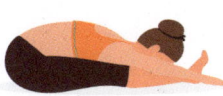

Pascimottanasana
Die sitzende Vorbeuge

dass Yoga nachweislich Kopfschmerzen, Angstzustände, Niedergeschlagenheit und chronische Müdigkeit vermindert. Insbesondere Yogastellungen, die auf den Unterbauch zielen, können demnach zur Linderung der Symptome des Reizdarmsyndroms beitragen: indem sie die Energiezirkulation in und um den Darm verbessern. Die Teilnehmenden der Studie praktizierten das einstündige Trainingsprogramm dreimal pro Woche über zwölf Wochen lang.

MBSR

Das in acht Wochen zu erlernende Programm „Mindfulness Based Stress Reduction" (MBSR), also Stressreduktion durch Achtsamkeit, wurde von Jon Kabat-Zinn in den 1970er-Jahren entwickelt. Es basiert auf traditionellen Meditationsarten, verzichtet jedoch auf einen spirituellen Überbau. Die Übenden lernen verschiedene Meditationstechniken kennen, spüren etwa einem Aroma nach, konzentrieren sich auf ihren Atem oder versuchen, die eigenen Gedanken gleichmütig zu beobachten und ihren Körper besser wahrzunehmen.

Für diese Therapieform ist eine Wirksamkeit bei einer Reihe von chronischen Erkrankungen belegt, unter anderem bei Schmerzen und beim Reizdarmsyndrom. Meditation kann nachweislich langfristig die Aktivität in Gehirnbereichen verändern, die Emotionen, Konzentrationsfähigkeit und das körperliche Empfinden regulieren. Stress wird reduziert, der Schlaf verbessert sich. Der Geist soll zur Ruhe kommen und eine gelassene Entspannung soll sich einstellen.

Durch verschiedene Übungen werden unterschiedliche Wahrnehmungsebenen angesprochen: Beim „Body-Scan" richtet man seine Aufmerksamkeit nacheinander auf jeden einzelnen Bereich des Körpers, spürt den dabei auftretenden Empfindungen nach, möglichst ohne sie dabei zu bewerten. Beim Kennenlernen und Einüben des „Stillen Sitzens", der sogenannten Sitzmeditation (Zazen), fokussiert man sich auf jeden Atemzug, lässt Gedanken, Gefühle, Körperempfindungen an sich vorbeiziehen. Beim achtsamen Ausführen langsamer Bewegungen, etwa in der Form der traditionellen „Gehmeditation" (Kinhin), gilt es, sich bewusst auf die Wahrnehmung der Bewegung zu konzentrieren und tiefe ruhige Atemzüge zu nehmen. Eine dreiminütige Achtsamkeitsübung für die Atmung (Breathing-Space) soll helfen, die Aufmerksamkeit auf die absichtslose Atmung, das Heben und Senken der Bauchdecke, zu lenken. Das sanfte und

VIER-ELEMENTE-ÜBUNGEN

Die Übungen basieren auf den Elementen Erde, Luft, Wasser, Feuer, die mit unterschiedlichen Körperzuständen assoziiert werden.

Spürbar gemacht werden die Elemente oftmals in Audio-Trainings mit akustischer Begleitung. Die hier vorgestellte Version ist eine einfache „Wohnzimmer-Variante":

Ordnen Sie zunächst Ihren persönlichen Anspannungszustand auf einer Skala von 0 = völlig entspannt bis 10 = ganz stark angespannt ein. Durchlaufen Sie der Reihe nach vier Übungen (jeweils für einige Minuten):

Erde (lässt sich mit Bodenhaftung, Sicherheit, Realität im „Hier und Jetzt" assoziieren): Versuchen Sie, ein Gefühl für die Körperunterlage zu bekommen, zum Beispiel der Stuhl, auf dem Sie sitzen, oder das Sofa, auf dem Sie liegen. Nehmen Sie diesen Kontakt ganz bewusst wahr.

Luft (steht unter anderem für Leichtigkeit und Unbeschwertheit): Nun können Sie die zuvor erwähnten Atemübungen (S. 95) einsetzen. Oder nur drei Mal tief einatmen und langsam gegen die Lippenbremse ausatmen, also durch den gespitzten, nur leicht geöffneten Mund. Die Atemübung hilft, sich auf seine Mitte zu fokussieren.

Wasser (steht für Sanftheit, Weichheit und in seinem Fließen für Ruhe, Klarheit, Reinheit): Bei dieser Übung konzentrieren Sie sich auf den Speichel im Mund. Versuchen Sie den Speichelfluss anzuregen, etwa durch Gedanken an ein leckeres Essen. (Hintergrund: Bei Stress sorgt das sympathische Nervensystem für einen trockenen Mund; das parasympathische Nervensystem, das für die Verdauung und Entspannung zuständig ist, löst vermehrten Speichelfluss aus.) Auf diese Weise können Sie durch einen stärkeren Speichelfluss den Körper auf „Entspannung" umschalten.

Feuer (steht für Wärme, Leuchten, Energie, Tatendrang): Bei dieser Übung versuchen Sie bitte, sich auf positive Gedanken, Erinnerungen, Erfahrungen oder Vorstellungen einzulassen. Rufen Sie solch positive Gefühle in sich wach und nehmen Sie diese bewusst wahr. Ein Gefühl des Wohlbefindens kann verstärkt werden durch eine sogenannte Schmetterlingsumarmung: Bei der überkreuzt man die Arme vor der Brust, umarmt sich quasi selbst und tippt sich mit den Händen abwechselnd (z. B. je acht Mal) auf die Oberarme.

Ordnen Sie schließlich erneut Ihren persönlichen Anspannungszustand auf einer Skala von 0 = völlig entspannt bis 10 = ganz stark angespannt ein. In den allermeisten Fällen ist Ihr persönlicher Anspannungsgrad niedriger als zuvor.

achtsame Ausführen einer Anzahl von „Yogastellungen" (Asanas) kann das Programm sinnvoll ergänzen, vor allem, wenn stille Übungen im Sitzen schwerfallen. Ziel ist es, die Achtsamkeit auch bei alltäglichen Verrichtungen aufrechtzuerhalten. Dadurch werden die Gedanken auf das „Hier und Jetzt" gelenkt, können übermäßiges Grübeln und damit Ängste und Sorgen verringert werden. Ein einfaches Beispiel für alltägliche Achtsamkeit ist das bewusste Zähneputzen: „Riechst du die Zahnpasta schon, bevor die Zahnbürste in den Mund gelangt? Wie fühlt sich die Paste auf der Zunge an? Kannst du wahrnehmen, wie jeder einzelne Zahn gebürstet wird? Wie fühlt es sich an, den Mund auszuspülen?" Ein solches zweiminütiges Ritual am Morgen und am Abend ist nur ein Beispiel dafür, wie sich Achtsamkeit ohne viel Aufwand in den Alltag einbauen lässt.

Was Medikamente bewirken können

Ein Wundermittel gibt es leider nicht – aber die Präparate lindern viele Symptome.

Eine allgemein wirksame Behandlung des Reizdarms gibt es leider nicht. Was auch daran liegt, dass die Symptome sehr unterschiedlich und zum Teil gegensätzlich ausfallen; so kann es zu Durchfall kommen, aber auch zu Verstopfung. Was im Einzelfall erfordert, dass verschiedene Substanzen individuell kombiniert werden sollten. Moderne verschreibungspflichtige Präparate sind allerdings zum Teil in der Lage, einen ganzen Symptomkomplex zu lindern (wobei es dabei meist die Unterscheidung zwischen dem Reizdarm mit vorwiegend Verstopfung und dem Reizdarm mit vorwiegend Durchfall gibt). Während Sie die meisten traditionellen Medikamente rezeptfrei erhalten, sind die modernen Präparate rezeptpflichtig oder zum Teil in Deutschland noch nicht für die Behandlung des Reizdarmsyndroms zugelassen (können aber im sogenannten Off-Label-Einsatz im Einzelfall ärztlicherseits verschrieben werden, siehe S. 105). Die folgenden Abschnitte bieten einen Überblick über die gängigsten Medikamente. Dabei ist zu beachten, dass nicht alle Substanzen gezielt bei Menschen mit Reizdarmsyndrom untersucht worden sind, sondern bei Betroffenen mit dem jeweiligen Hauptsymptom, also Bauchschmerzen, Blähungen, Verstopfung oder Durchfall.

Symptomorientierte Substanzen

Schmerzen: Bei Bauchschmerzen werden häufig sogenannte Spasmolytika (Krampflöser) eingesetzt. Diese können die Darmmuskulatur entspannen und daher krampfartige Beschwerden lindern. Bekannte Beispiele sind Butylscopolamin, Mebeverin und Pfefferminzöl. Mebeverin ist verschreibungspflichtig und wird in der Regel von den Krankenkassen bezahlt. Butylscopolamin ist als Dragee oder Zäpfchen rezeptfrei erhältlich. Bei akuten Krämpfen sind die Zäpfchen sinnvoll, da der Wirkstoff schnell aufgenommen wird. Pfefferminzöl ist ein pflanzliches Heilmittel, das im Gegensatz zu vielen anderen derartigen Präparaten in hochwertigen klinischen Studien überprüft wurde und bei dieser Erkrankung eine gute Wirksamkeit zeigte. Klassische Schmerzmittel sollten bei Reizdarmschmerzen eher nicht eingesetzt werden. Sie wirken in der Regel nicht und haben nicht selten unerwünschte Nebenwirkungen: Nicht-Steriodale Antirheumatika wie Acetylsalicylsäure (ASS), Ibuprofen oder Diclofenac können die Schutzschicht der Magen-Darm-Wand angreifen. Bei Anwendung drohen Entzündungen, Geschwüre und sogar Blutungen. Paracetamol kann insbesondere bei höherer Dosis und/oder längerer Anwendung zu zum Teil schweren Leberschäden führen. Auch Novaminsulfon hat bei Reizdarm keine Wirksamkeit und birgt das Risiko von schweren Blutbildungsstörungen im Knochenmark. Die unter das Betäubungsmittelgesetz fallenden Opioide sollten bei Reizdarmschmerzen auf keinen Fall zum Einsatz kommen. Sie sind nicht nur wirkungslos, sondern können schwere Funktionsstörungen im Verdauungstrakt auslösen und die Reizdarmsymptome verschlimmern. Da Reizdarmschmerzen ganz wesentlich durch Störungen im Darmnervensystem verursacht werden, können bei starken Schmerzen, die anderweitig nicht gelindert werden können, sogenannte Neuromodulatoren zum Einsatz kommen. Diese Medikamente wirken direkt auf das Nervensystem und gehören zu den Antidepressiva oder Antiepileptika. In niedrigerer Dosierung eingesetzt, haben manche

Präparate in Studien auch eine Wirksamkeit bei Reizdarmschmerzen gezeigt. Die Substanzen sind generell verschreibungspflichtig. Eine Verordnung zur Begleitung einer Reizdarmtherapie sollte nur in Absprache mit erfahrenen Ärzten erfolgen.

Blähungen: Am effektivsten lassen sie sich lindern, indem die Entstehung von Gasen vermindert wird, etwa durch eine Mikrobiom-Modulation (ab S. 107) oder eine Ernährungstherapie (ab S. 125). Gegen die Symptome helfen manchmal sogenannte Entschäumer wie das als rezeptfreie Kautablette oder Saft erhältliche Simethicon, wenngleich überzeugende wissenschaftliche Belege für eine Wirksamkeit fehlen. Bei gleichzeitiger Verstopfung sind oft Substanzen hilfreich, die den Darmtransport und die Stuhlentleerung verbessern, etwa das verschreibungspflichtige Prucaloprid. Es ermöglicht auch die Entleerung von Darmgasen und kann somit Blähungen lindern.

Verstopfung: Hilfreich bei Verstopfung ist eine ballaststoffreiche Ernährung. Auch eine ergänzende Einnahme von quellenden Ballaststoffen wie Flohsamen oder Leinsamen ist empfehlenswert. Damit diese wirken können, sollten Sie dazu reichlich trinken. Auch regelmäßige körperliche Bewegung wirkt unterstützend. Dennoch benötigen viele Betroffene mit chronischer Verstopfung zusätzliche Hilfe. Abführmittel sind oft viel besser und unproblematischer als ihr Ruf. Besonders zu empfehlen sind sogenannte Makrogole, die vermehrt Wasser im Darm binden, dadurch den Stuhl weicher machen und die Darmtätigkeit anregen. In einer Reihe wissenschaftlicher Studien wurde Makrogolen eine gute Wirksamkeit bei Verstopfung und auch bei Reizdarm attestiert. Zudem sind die Präparate gut verträglich und sicher, selbst bei längerer Anwendung. Wie bei Flohsamen und Leinsamen muss auch bei Makrogolen ausreichend Flüssigkeit aufgenommen werden, damit sie gut und sicher wirken. Zuckerbasierte Abführmittel (mit Lactulose, Lactitol oder Sorbit): Aufgrund des Wirkungsmechanismus ist mit vermehrten Blähungen zu rechnen. Diese werden gerade von Reizdarmpatienten als unangenehm empfunden. Daher sollte Lactulose eher nicht eingesetzt werden. Zudem ist ihre Wirksamkeit geringer als die von Makrogolen. Nicht empfehlenswert sind auch Abführsalze wie Glaubersalz, Bittersalz und Magnesiumhydroxid. Sie sind kaum in Studien untersucht, außerdem können sie bei längerer Anwendung zu vielfältigen Nebenwirkungen führen. Neben den wasserbindenden Abführmitteln gibt es sogenannte stimulierende Abführmittel: Sie sorgen für mehr Flüssigkeit im Darminneren und regen gleichzeitig auch direkt die Darmmotorik an. Eine gute Wirksamkeit und Verträglichkeit haben die Substanzen Bisacodyl und Natrium Picosulfat (zum Beispiel erhältlich als Dragees, Tropfen oder Zäpfchen) nachgewiesen. Pflanzenbasierte Senna-Präparate (zum Beispiel als Tee-Zubereitung aus der Apotheke) haben vergleichbare Wirkmechanismen, sind aber wissenschaftlich weniger gut untersucht. Bei akuten Schwierigkeiten beim Stuhlgang können auch Abführzäpfchen zum Einsatz kommen. Zu empfehlen sind solche, die den Wirkstoff Bisacodyl enthalten oder die Kohlendioxid freisetzen. Phosphathaltige Einläufe können allenfalls im Einzelfall, aber nicht längerfristig, verwendet werden, da es zu einem Ungleichgewicht der Mineralstoffe im Blut kommen kann.

ES GIBT KEINE BELEGE DAFÜR, dass Abführmittel abhängig machen oder eine langfristige Einnahme den Darm schädigt. Vielmehr sollte eine chronische Verstopfung dauerhaft behandelt werden, da sie beim Absetzen der Mittel zurückkehrt. Eine Behandlung verbessert nicht nur das Wohlbefinden, sondern reduziert auch das Risiko, bei starker Verstopfung eine Art Darmverschluss zu erleiden.

Aufgrund des schlechten Rufs von Abführmitteln neigen Betroffene dazu, eine Verstopfung lange auszuhalten. Dann kann es bei erneuter Einnahme der Mittel zu Bauchkrämpfen und überschießendem Durchfall kommen, weil der sehr volle Darm akut angetrieben wird.

Durchfall: Auch in dem Fall sind quellende Ballaststoffe wie Flohsamen geeignet. Ansonsten kann das klassische Durchfallmittel Loperamid eingesetzt werden. Es bremst die Darmbeweglichkeit, verringert die Wasserausschüttung in den Darm und erhöht den Druck des Schließmuskels. Einige Studien belegen, dass sich Loperamid speziell bei Reizdarmdurchfall als wirksam erwiesen hat; allerdings können vermehrt Bauchschmerzen auftreten. Daher können Sie nur für sich selbst ausprobieren, ob eine Anwendung sinnvoll ist. Auch den individuell besten Einnahmezeitpunkt gilt es herauszufinden. Viele Reizdarmpatienten haben vor allem nach dem Frühstück vermehrt weichen oder flüssigen Stuhlgang. In dem Fall kann es helfen, direkt nach dem Aufwachen Loperamid einzunehmen. Auch zu Loperamid heißt es oftmals, man solle die Substanz nicht längerfristig einnehmen. Bei einer akuten, vorübergehenden Durchfallerkrankung ist der Hinweis sinnvoll, nicht aber bei Reizdarmpatienten mit chronischen Durchfällen. Wer Loperamid verträgt und wem es hilft, der kann es bedenkenlos längerfristig einnehmen. Falls eine Verstopfung auftritt, sollte die Behandlung pausiert und anschließend die Dosis reduziert werden. Als weiteres Mittel gegen akuten Durchfall gibt es den rezeptfreien Wirkstoff Racecadotril. Er reduziert die Flüssigkeitsausschüttung in den Darm, wie sie typischerweise bei infektiösen Durchfällen auftritt. Für eine Anwendung bei Reizdarm gibt es keine Studiendaten, sodass es laut der ärztlichen Reizdarmleitlinie keine Empfehlung gibt. Erfahrungsberichte deuten jedoch an, dass auch Reizdarmpatienten im Einzelfall profitieren können; insofern wäre zumindest einer Kurzzeitanwendung überlegenswert.

Zu den verschreibungspflichtigen Mitteln beim Reizdarmdurchfall gehören die Gallensäure-Binder Colestyramin und Colesevelam. Besonders bei wässrigen Durchfällen können sie sinnvoll sein. Gallensäuren sind Teil der Gallenflüssigkeit und vor allem für die Fettverdauung zuständig. Sie können jedoch den Dickdarm stark reizen und Durchfälle auslösen. Durch Gallensäure-Binder wird dies verhindert. Studien belegen, dass bei bis zu 30 Prozent der Reizdarmpatienten Gallensäurebinder sehr wirksam sind. Durch einen Therapieversuch mit einem solchen Mittel lässt sich herausfinden, ob Sie davon profitieren. Die zunehmenden Erkenntnisse zum Darmnervensystem haben zur Entwicklung neuerer Behandlungsansätze geführt.

Verschreibungspflichtige Präparate

Prucaloprid (bei Reizdarmsyndrom mit Verstopfung): Das Präparat ist ein sogenanntes Prokinetikum, ein Medikament, das die Motorik des Verdauungstrakts anregt. Es ist sehr wirksam und zugelassen zur Behandlung einer chronischen Verstopfung, wenn herkömmliche Abführmittel nicht ausreichend wirken. Zwar gibt es keine Studien speziell zu Reizdarmpatienten, aber in den vorhandenen Untersuchungen zeigte sich eine Besserung reizdarmtypischer Symptome wie Bauchschmerzen und Blähungen. Insofern ist ein Therapieversuch durchaus zu empfehlen. Mögliche Nebenwirkungen sind Bauchschmerzen, Durchfall und in den ersten ein bis zwei Tagen Kopfschmerzen.

Linaclotid (bei Reizdarmsyndrom mit Verstopfung): Dieses Mittel aktiviert die Wasserausschüttung in den Darm, der Stuhl wird weicher und die Darmmotorik durch das erhöhte Stuhlvolumen angetrieben. Insofern wirkt das Präparat ähnlich wie ein herkömmliches Abführmittel. Die Wirkung ist jedoch meist stärker und schneller. Das Besondere ist, dass Linaclotid auch direkt die Bauchschmerzen lindert. In einer Reihe von Studien konnte eine sehr gute Wirksamkeit bei Reizdarmpatienten mit Verstopfung gezeigt werden – und zwar für den gesamten Beschwerdekomplex, also für verschiedene Verstopfungssymptome, Bauchschmerzen und sogar Blähungen. Die Substanz wirkt nur lokal im Darm und wird nicht in den Körper aufgenommen, sodass sie kaum Nebenwirkungen hat, abgesehen von Durchfall. Der kann bei zu starker Wirkung auftreten und lässt sich meistens durch eine Verringerung der Dosis vermeiden. Das Mittel ist zur Behandlung des mittelschweren bis schweren Reizdarmsyndroms mit Verstopfung zugelassen.

Alosetron, Ramosetron, Ondansetron (bei Reizdarmsyndrom mit Durchfall): Diese Substanzen bremsen nicht nur die Darmmotorik und damit den Durchfall, sondern sie vermindern auch die Schmerzwahrnehmung und sie wirken zudem gegen Übelkeit und Brechreiz. Für die Präparate Alosetron und Ramosetron konnte in einer Reihe von klinischen Studien eine gute Wirksamkeit bei Patienten mit durchfallbetontem Reizdarmsyndrom gezeigt werden. Auch Bauchschmerzen besserten sich und der oftmals heftige Stuhldrang ließ nach. Als Nebenwirkung kommt es mitunter zu einer Verstopfung. Bei Alosetron wurde in sehr seltenen Fällen eine blutige Darmentzündung beobachtet. Weder Alosetron noch Ramosetron sind in Deutschland zugelassen. Der Wirkstoff Ondansetron ist hierzulande verfügbar. Er ist zugelassen für die Behandlung von Übelkeit und Erbrechen im Rahmen einer Chemotherapie. Es gibt für ihn aber auch eine positive Studie beim durchfallbetonten Reizdarmsyndrom. Insofern könnte er als Off-Label-Therapie in solchen schweren Einzelfällen zum Einsatz kommen, wenn andere Therapieversuche nicht effektiv waren.

 MEDIKAMENTE, DIE IN DEUTSCHLAND NICHT für das Reizdarmsyndrom zugelassen sind oder nicht in den handelsüblichen Packungsgrößen vertrieben werden, müssen von den Krankenkassen nicht erstattet werden.

Die Kosten trägt zunächst der Patient. Das betrifft in Deutschland verfügbare, aber nur für andere Therapiegebiete zugelassene Substanzen, nur im Ausland verfügbare Medikamente und ein in Deutschland zugelassenes Präparat, das nur als Großpackung erhältlich ist (Linaclotid). Bei belegtem sehr gutem Therapie-Ansprechen erstatten manche Kassen in Einzelfällen und auf Antrag jedoch die Kosten. Wenn hierzulande verfügbare Therapieansätze nicht geholfen haben, kann bei schwer betroffenen Patienten in Einzelfällen ärztlicherseits erwogen werden, Medikamente zu verschreiben, die nur im Ausland zugelassen sind. Dazu zählen folgende Wirkstoffe:

Eluxadolin (bei Reizdarmsyndrom mit Durchfall): Diese Substanz wirkt ähnlich wie Loperamid gegen Durchfall, kann aber zusätzlich auch Schmerzen reduzieren. Aufgrund der seltenen, aber schwerwiegenden Nebenwirkung einer Bauchspeicheldrüsen-Entzündung wurde der Zulassungsantrag bei der Europäischen Arzneimittel-Agentur EMA auf Wunsch des Herstellers zurückgezogen. In der Schweiz und in den USA ist Eluxadolin jedoch zur Behandlung eines durchfallbetonten Reizdarmsyndroms zugelassen. Zwar könnte es hierzulande im Einzelfall als Auslandsimport eingesetzt werden, aber das Nutzen-Risiko-Verhältnis ist eher kritisch zu bewerten.

Lubiproston (bei Reizdarmsyndrom mit Verstopfung): Dieses Medikament ist seit einigen Jahren in der Schweiz zur Behandlung der Verstopfung und in den USA zusätzlich zur Behandlung des Reizdarmsyndroms mit Verstopfung zugelassen. Es bewirkt eine vermehrte Wasserausschüttung in den Darm und lindert dadurch eine Verstopfung. Als Nebenwirkung wird neben Durchfall auch vermehrt Übelkeit beobachtet. Zudem besteht der Verdacht auf ein erhöhtes Fehlgeburtsrisiko. Auch dieses Präparat wäre durch Apotheken aus dem Ausland importierbar und käme möglicherweise für Einzelfälle infrage, bei denen andere Behandlungen nicht wirksam waren.

Tenapanor (bei Reizdarmsyndrom mit Verstopfung): Dieses Medikament ist vor Kurzem in den USA zur Behandlung des Reizdarmsyndroms mit Verstopfung zugelassen worden. Es nutzt einen neuen Wirkmechanismus und sorgt ebenfalls für eine vermehrte Wasserausschüttung in den Darm. Ob und wann es auch in Europa zugelassen werden könnte, ist derzeit nicht absehbar. Prinzipiell ist hierzulande aber ein Einsatz über einen Auslandsimport über die internationale Apotheke denkbar.

Das Mikrobiom verändern

Darmsanierungen und Stuhlanalysen sollen angeblich Wunder bewirken – tun sie aber nicht.

Es gibt zunehmend Hinweise darauf, dass Störungen in der Darmflora nicht unerheblich zum Reizdarmsyndrom beitragen: indem sie die typischen Bauchbeschwerden zumindest mitverursachen. Insofern liegt es nahe, aktiv in das Geschehen im Mikrobiom einzugreifen, um Reizdarmbeschwerden zu lindern. Dafür wäre es hilfreich, zu wissen, wie genau sich das individuelle Mikrobiom zusammensetzt. Verschiedene kommerzielle Anbieter versprechen seit einiger Zeit, genau das herausfinden zu können: anhand der Analyse einer Stuhlprobe. Angeblich ließen sich daraus dann personalisierte Ernährungsempfehlungen ableiten, die auch Reizdarmpatienten helfen.

Letztlich scheitert das Vorhaben aber bislang an zwei großen Herausforderungen: Zum einen lässt sich mit den Tests bei einem individuellen Menschen nicht feststellen, ob überhaupt eine Mikrobiom-Veränderung vorliegt – und falls ja, welche. Zum anderen gibt es aufgrund der Komplexität des Darm-Mikrobioms keine Behandlung, welche die Bakterienzusammensetzung gezielt ändern könnte. Zwar hängt das Wohlergehen unserer Darmbakterien zweifelsohne in hohem Maße auch von unserer Ernährung ab, doch detaillierte Aussagen über das genaue Zusammenspiel zwischen der Ernährung, einzelnen Bakterienstämmen und dem menschlichen Körper sind derzeit noch nicht möglich.

Es ist daher derzeit aus diversen Gründen nicht sinnvoll, sein Mikrobiom untersuchen zu lassen: Erstens, jeder Mensch besitzt ein individuelles Mikrobiom. Daher kann es keine allgemeingültigen Normalbefunde geben. Zweitens, Tests basieren auf Abgleichungen mit Gendatenbanken. Es kann daher nur analysiert werden, was in den Datenbanken enthalten ist. Viele Arten im Mikrobiom sind jedoch noch nicht erfasst. Drittens, die Bakterien im Stuhl repräsentieren nur einen Bereich des Mikrobioms. Die direkt auf der Schleimhaut lebenden Bakterien, die für die Darmfunktionen vermutlich deutlich relevanter sind, werden nicht erfasst. Viertens, jede Mikrobiom-Untersuchung ist nur eine Momentaufnahme. Diese kann sich, abhängig von der Ernährung, in wenigen Tagen verändern. Fünftens, der Begriff Dysbiose (Ungleichgewicht in der Darmflora) ist nicht klar definiert und wird nicht einheitlich verwendet. Zudem sind Dysbiose-Befunde nicht automatisch krankhaft und können auch nicht klar eine bestimmte Krankheit definieren. Aus dem Ergebnis einer Stuhluntersuchung lassen sich deshalb keine Empfehlungen zur Therapie des Reizdarmsyndroms ableiten.

Aber auch wenn wir die genaue Zusammensetzung des Mikrobioms derzeit nicht erkunden können, so lässt sich dennoch Einfluss auf die Bakterienzusammensetzung nehmen. Das kann auf verschiedenen Wegen geschehen. Der wohl wichtigste ist eine Ernährungsumstellung beziehungsweise Ernährungstherapie (dazu ausführlich siehe S. 103). Im Folgenden geht es zunächst um verschiedene Präparate und die sogenannte „Darmsanierung".

Zu Ersteren zählen die Präbiotika (nicht zu verwechseln mit Probiotika). Das sind nicht verdaubare Lebensmittelbestandteile, etwa Ballaststoffe wie Inulin und Oligofruktose, die Wachstum und Aktivität der Dickdarmbakterien fördern. Sie sollen verhindern, dass sich schädliche Bakterien übermäßig vermehren. Präbiotika werden als Fertigpräparate in der Apotheke verkauft, manchen Lebensmitteln künstlich zugesetzt – und sie kommen beispielsweise in abgekühlten gekochten Kartoffeln, Chicorée oder Äpfeln natürlicherweise vor.

> **DIE WIRKUNG VON PRÄBIOTIKA auf das Reizdarmsyndrom ist recht unterschiedlich. Die Ballaststoffe verbessern zwar oftmals den Stuhlgang. Andererseits kann ihre Verstoffwechselung zu vermehrter Gasbildung und Darmbeweglichkeit führen, was Reizdarmsymptome häufig eher verschlimmert.**

Zu den Präbiotika zählen letztlich auch die sogenannten FODMAPs (Fermentierbare Oligosaccharide, Disaccharide, Monosaccharide And Polyole). Hier kann vor allem ein zeitlich befristeter Verzicht oft zu einer erheblichen Verbesserung der Reizdarmsymptome führen (mehr dazu ab S. 125).

Ebenfalls verwendet werden Probiotika. Damit sind lebensfähige Mikroorganismen gemeint, meistens Bakterien (zum Beispiel Milchsäurebakterien), aber auch Hefepilze. Probiotika werden oftmals als Nahrungsergänzungsmittel angeboten, mitunter auch als Arzneimit-

DIE PRÄBIOTIKA-LEBENSMITTELLISTE

Präbiotika sind nicht verdaubare Lebensmittelbestandteile, die Wachstum und Aktivität der Bakterien im Dickdarm fördern. In diesen Lebensmitteln kommen sie natürlicherweise vor.

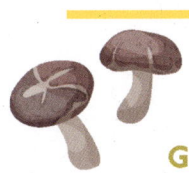

GALACTOOLIGOSACCHARIDE

- Grüne Erbsen
- Linsen
- Kidney-Bohnen
- Kichererbsen
- Limabohnen

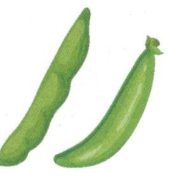

BETA-GLUCANE

- Pilze
- Algen
- Seetang
- Hafer
- Gerste

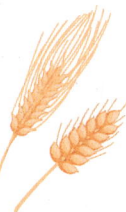

FRUCTOOLIGOSACCHARIDE

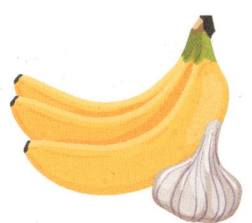

- Knoblauch
- Lauch
- Spargel
- Bananen
- Zwiebeln
- Topinambur
- Yaón-Wurzel
- Agave
- Zichorienwurzel (Gewöhnliche Wegwarte)

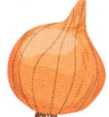

INULIN

- Zwiebeln
- Knoblauch
- Bananen
- Lauch
- Artischocke
- Süßkartoffe
- Löwenzahnblätter
- Agave
- Yambohne
- Topinambur
- Yaón-Wurzel
- Zichorienwurzel

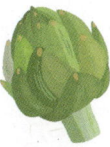
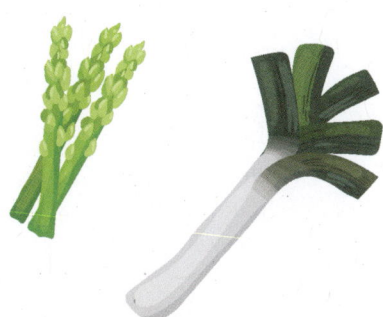

tel. Aber auch manche ganz normalen Lebensmittel enthalten probiotische Kulturen, so zum Beispiel fermentiertes Sauerkraut und einige Joghurts. Nicht selten werden sie Lebensmitteln, etwa Joghurts, auch gezielt zugesetzt. Da Nahrungsergänzungsmittel keinen Wirksamkeitsnachweis benötigen, gibt es für derlei Präparate oft keine klinischen Studien. Das bedeutet aber nicht, dass sie unwirksam sind. Für das Reizdarmsyndrom bestehen aber sogar eine Reihe von positiven Wirknachweisen einiger medizinischer Präparate.

Manche probiotischen Stämme können unter Laborbedingungen auch die Darmbarriere verbessern und antientzündlich wirken. Wie allerdings die winzige Menge an zugeführten Probiotika im Dschungel der Billionen im Dickdarm heimischen Mikroben überhaupt eine Wirkung entfalten kann, ist wissenschaftlich nicht abschließend geklärt. Ohnehin lässt sich die individuelle Wirkung beim einzelnen Menschen nicht vorhersagen; insofern hilft nur Ausprobieren.

 IN DER REGEL werden Probiotika gut vertragen, in seltenen Fällen können sie jedoch Bauchbeschwerden auslösen oder verschlimmern. Patienten mit geschwächtem Immunsystem und schweren Grunderkrankungen sollten eher keine Präparate mit lebenden Keimen einnehmen, vor allem keine Hefepilzpräparate; es besteht ein Infektionsrisiko.

Auch ob es sinnvoll ist, Probiotika während einer Behandlung mit Antibiotika (die einen Großteil der Darmmikroben abtöten) einzunehmen, ist noch nicht endgültig geklärt. Zwar lässt sich dadurch das Mikrobiom schneller wieder aufbauen, doch leidet darunter womöglich die Vielfalt der Bakterien. Denn es dominieren zunächst die probiotischen Kulturen, die zugeführt wurden. Es dauert dann länger als ohne sie, bis sich das ursprüngliche Mikrobiom wieder aufbaut. Studien haben allerdings ergeben, dass Probiotika das Risiko senken, dass sich nach einer Antibiotika-Einnahme potenziell gefährliche Keime im Darm breitmachen.

Oftmals werden probiotische Bakterienstämme auch mit Präbiotika ergänzt. Dann nennt man sie Synbiotika: eine Vereinigung präbiotischer Substanzen und probiotischer Bakterienstämme in einem Produkt. Antibiotika gelten hingegen gemeinhin als schädlich für den Darm, weil sie das Mikrobiom angreifen. Im Einzelfall kann ein Antibiotikum jedoch günstige Wirkungen haben. Das Antibiotikum Rifaximin wird normalerweise zur Behandlung von Reisedurchfall eingesetzt. Und indem es auf das Darm-Mikrobiom einwirkt, verbessert es bei einer schweren Lebererkrankung die Entgiftungsfunktion der Leber. Zudem hat sich Rifaximin bei einer bakteriellen Dünndarm-Fehlbesiedelung als sehr hilfreich erwiesen. Nicht zuletzt zeigen Studien, dass dieses Präparat auch beim Reizdarmsyndrom wirken kann, und zwar insbesondere bei Blähungen, Bauchschmerzen und Durchfall. Allerdings hat das Präparat in Deutschland keine Zulassung für Reizdarm, es kann daher nur im Off-Label-Einsatz (siehe S. 105) im Einzelfall verschrieben werden – und Patienten müssen die Kosten selbst tragen.

Der Begriff „Darmsanierung" klingt so, als ob sich im Verdauungsorgan ganz viel Unrat und schlechte Darmbakterien ansammeln, sodass es dringend einer Reinigung bedarf. Dabei ist jedoch unklar, was genau unter einer „Darmsanierung" überhaupt zu verstehen ist. Oftmals werden dazu abführende Darmspülungen angeboten, mitunter in Kombination mit Heilfasten und anschließend der Gabe von Probiotika zum Aufbau eines „guten Mikrobioms".

Angeboten werden derartige Eingriffe von Medizinern, Ernährungsexperten oder Heilpraktikern. Bei einer „Reinigung" wird der Darm durch Spülungen entleert. Man hofft, dass er sich dadurch regeneriert und schädliche Mikroben entfernt werden. Allerdings vermag eine Spülung nicht, zwischen nützlichen und schädlichen Mikroorganismen zu unterscheiden.

 ALTERNATIVMEDIZINER WENDEN HÄUFIG Spülungen mit Wasser an. Bei dieser „Colon-Hydro-Therapie" wird an mehreren Tagen jeweils ein – oder zweimal täglich ein Schlauch in den Anus eingeführt und Wasser in den Dickdarm gepresst, das ihn schließlich auf natürlichem Weg wieder verlässt. Auch wenn in Einzelfällen positive Effekte berichtet werden, existiert bisher kein solider wissenschaftlicher Wirksamkeitsbeleg.

Was hingegen bedenklich ist: Bei einer derartigen Darmreinigung gibt es Risiken. Es kann zu Infektionen, etwa durch verkeimtes Wasser, und – bei falscher Anwendung mit zu hohem Druck – sogar zu Blutungen der Darmwand kommen.

Eine andere Art von Reinigung ist die Vorbereitung auf eine Darmspiegelung. Auch dafür muss der Trakt komplett entleert sein. Nur dann lässt sich mittels Endoskop feststellen, ob die Darmwand gesund ist oder Entzündungen, Polypen oder gar Tumoren vorhanden sind. Daher bekommen die Patienten am Tag vor der Untersuchung starke Abführmittel. Durch dieses Vorgehen verändert sich die Zusammensetzung der Bakterienarten. Sie regeneriert sich aber meist innerhalb von vier Wochen wieder vollständig. Auch nach einer Darmspiegelung berichten Reizdarmpatienten immer mal wieder von einer zumindest zeitweiligen Verbesserung ihrer Beschwerden.

> **GRUNDSÄTZLICH IST FESTZUHALTEN, dass unser Darm über eine sehr gute Reinigungs- und Transportfunktion verfügt. Es sammelt sich keinesfalls in irgendwelchen Nischen oder Falten dauerhaft Unrat an. Dennoch kann durch eine Veränderung des Mikrobioms eine gewisse „Sanierung" des Darm-Milieus erreicht werden. Das führt oftmals auch dazu, dass sich eine Reizdarmsymptomatik bessert.**

Es gilt immer zu bedenken, dass jede Veränderung des Mikrobioms ungezielt und somit unberechenbar ist – es kann also auch zu einer Verschlechterung des Darm-Milieus kommen. Daher ist bei gesunden Menschen von einer „Darmsanierung" eher abzuraten.

Ähnliches gilt für die radikalste Veränderung des Mikrobioms, die Stuhltransplantation (FTM = fäkaler Mikrobiom-Transfer), die auf S. 18 näher beschrieben ist. Diese Therapie ist nachweislich wirksam bei einer wiederkehrenden Darmentzündung aufgrund einer Infektion mit dem Keim Clostridioides difficile. Da das Mikrobiom auch bei der Entstehung des Reizdarmsyndroms beteiligt ist, galt auch hier eine Stuhltransplantation schon länger als aussichtsreiche Therapieoption. Mehrere Studien dazu zeigten jedoch ganz gegensätzliche Ergebnisse: Manchmal besserten sich die Reizdarmbeschwerden, manchmal blieben sie unverändert, manchmal verschlechterten sie sich sogar. Insofern gibt es derzeit keine Behandlungsempfehlung für eine Stuhltransplantation beim Reizdarmsyndrom.

Wie Komplementärmedizin hilft

Ergänzende Therapieverfahren – ausprobieren kann sinnvoll sein.

Vielleicht ist Ihnen der Begriff Komplementärmedizin noch nicht geläufig, daher eine kurze Einordnung: Mit Komplementärmedizin sind Methoden und Arzneimittel gemeint, die ergänzend zu konventionellen Behandlungen (der sogenannten Schulmedizin) eingesetzt werden. Insofern handelt es sich nicht um Alternativmedizin, denn diese hat oft den Anspruch, schulmedizinische Behandlungen komplett zu ersetzen.

Werden Sie ganzheitlich unter Einbeziehung unterschiedlicher Therapieformen behandelt, spricht man auch von integrativer Medizin, die gerade beim Reizdarmsyndrom einen besonderen Stellenwert hat. Insofern gehören komplementärmedizinische Verfahren auch zum multimodalen Behandlungsansatz bei Reizdarmbeschwerden. Allerdings fehlt komplementärmedizinischen Therapien oft eine solide wissenschaftliche Datenlage. Manchmal gibt es nicht einmal einen wissenschaftlich abgesicherten Wirksamkeitsnachweis.

Das bedeutet im Umkehrschluss jedoch nicht automatisch, dass derartige Behandlungen, die häufig bei Reizdarmbeschwerden eingesetzt werden, unwirksam sind. Im Einzelfall können sie sogar ausgesprochen hilfreich sein. Daher spricht nichts dagegen, die im Folgenden vorgestellten komplementärmedizinischen Verfahren, einmal auszuprobieren. Die Erfahrung zeigt, dass sich dies in vielen Fällen lohnen kann.

Pflanzenheilkunde

Phytotherapeutika sind Arzneimittel auf rein pflanzlicher Basis. Gute wissenschaftliche Wirksamkeitsbelege gibt es beispielsweise für Pfefferminzöl: Das ätherische Öl hat eine starke entspannende Wirkung auf die Darmmuskulatur und hilft dadurch gut gegen Bauchschmerzen und Bauchkrämpfe. Es sollte in Kapseln eingenommen werden, da die Inhaltsstoffe des Pfefferminzöls bei direktem Kontakt mit der Speiseröhre Sodbrennen verursachen können. Falls bei Ihnen zusätzlich auch Blähungen auftreten, hat sich oftmals auch eine Wirkstoffkombination aus Pfefferminzöl und Kümmelöl bewährt.

Bei Magen-Darm-Beschwerden wird bereits seit vielen Jahren die Heilpflanzen-Mischung STW-5 (bestehend aus Iberis Amara, Angelikawurzeln, Kamillenblüten, Kümmelfrüchten, Mariendistelfrüchten, Melissenblättern, Pfefferminzblättern, Schöllkraut und Süßholzwurzeln) eingesetzt. Allerdings besteht der Verdacht, dass Schöllkraut in extrem seltenen Fällen zu schweren Leberschäden führen kann.

Als Alternative gibt es seit einiger Zeit die ähnliche Heilpflanzenmischung STW-5-II, die nur sechs Pflanzenextrakte enthält (Iberis Amara, Kamillenblüten, Kümmelfrüchte, Melissenblätter, Pfefferminzblätter und Süßholzwurzel) – und vor allem auf Schöllkraut verzichtet. Wissenschaftliche Studien zeigen vielfältige Effekte auf Magen-Darm-Funktionen: darunter eine Entspannung der Muskulatur, eine Verbesserung der Magen-Darm-Motorik, eine Entzündungshemmung und positive Auswirkungen auf das Darm-Mikrobiom.

Speziell bei Reizdarmbeschwerden kommen weitere Pflanzenheilmittel immer mal wieder zur Anwendung. Für viele lassen sich zumindest im Labor positive Effekte auf Magen-Darm-Funktionen nachweisen. Für manche Substanzen liegen allerdings noch keine Studien an Patienten vor. Oder es ließ sich in Studien keine eindeutige Besserung der jeweiligen Symptome nachweisen, wenn die Präparate mit einem Scheinmedikament (Placebo) verglichen werden. Das gilt beispielsweise für Fumaria (Erdrauch), Kurkuma, Ingwer, Aloe Vera, Johanniskraut, die Kombination aus Myrrhe, Kamille und Kaffeekohle (dafür gibt es zumindest positive Studiendaten bei chronisch entzündlichen Darmerkrankungen) und Capsicum annuum (Spanischer Pfeffer, Capsaicin, wobei allerdings eine Verschlimmerung von Bauchschmerzen auftreten kann). Insbesondere für Kurkuma und Ingwer liegen jedoch zahlreiche positive Erfahrungsberichte vor, etwa wenn sie als Arzneitee eingesetzt oder im Rahmen einer Ernährungstherapie verwendet werden.

Bei Verstopfung zeigt das tibetanische Pflanzenheilmittel Padma Lax in Studien eine gute Wirksamkeit. Das ist insofern nicht überraschend, als dass dieses Gemisch aus 15 Pflanzenextrakten und Mineralien unter anderem Natriumsulfat, Magnesium und Anthrachinone enthält, die allesamt zu den klassischen Abführmitteln gezählt werden.

Für Mischpräparate aus der ayurvedischen Medizin, der traditionellen chinesischen Medizin (TCM) und der japanischen Heilpflanzenmedizin (Kampo) gibt es bisher keine eindeutigen Wirksamkeitsnachweise nach westlichen Standards. Was auch daran liegt, dass zum Teil sehr individualisierte Kräutermischungen verabreicht werden, die nicht immer standardisiert sind. Falls Sie solche Präparate dennoch ausprobieren möchten, ist es unbedingt empfehlenswert, sich an erfahrene Behandler dieser Medizinrichtungen zu wenden.

Eindeutig abzuraten ist davon, sich irgendwelche Kräutermischungen im Internet zu bestellen. Derartige Präparate gelten nicht als Medizinprodukte, sondern als Nahrungsergänzungsmittel – und werden nicht automatisch streng kontrolliert. Daher besteht immer ein Risiko von gesundheitsschädlichen, nicht deklarierten Beimischungen und gefährlichen Verunreinigungen.

 ZUM EINSATZ HOMÖOPATHISCHER PRÄPARATE beim Reizdarmsyndrom gibt es keine validen wissenschaftlichen Studien. Auch in den offiziellen medizinischen Behandlungsempfehlungen zum Reizdarm (Reizdarmleitlinie) wird die Homöopathie nicht empfohlen. Ohnehin wird diese Behandlungsmethode eher der Alternativmedizin zugerechnet und von vielen Komplementärmedizinern und -medizinerinnen aufgrund ihrer unzureichenden Studienlage abgelehnt.

Ätherische Öle

Ätherische Öle sind pflanzliche Duftstoffe in hochkonzentrierter Form. In der Aromatherapie werden sie bereits seit Jahrtausenden eingesetzt, etwa in Form von Aromaöl-Massagen oder Duft-Lampen. Damit soll allgemein das Wohlgefühl gesteigert werden. Die genaue Wirkweise der Substanzen ist bis heute weitgehend unverstanden. Jedoch können die über den Geruchssinn wahrgenommenen Düfte offenbar unterschiedliche Stimmungen und Gefühle in uns auslösen und darüber auch Körperwahrnehmungen beeinflussen. So gilt zum Beispiel Lavendelöl als entspannend, Rosmarinöl hingegen als aktivierend. Den Ölen aus Kamille, Pfefferminze, Orange, Zitrone, Ingwer und Bergamotte werden allgemein positive Eigenschaften bei Magen-Darm-Beschwerden zugeschrieben.

Hersteller von ätherischen Ölen bieten auch feste Mischungen verschiedener Öle für unterschiedliche Einsatzgebiete an. Die versprochene Wirkweise beruht in der Regel nicht auf eindeutig wissenschaftlichen Erkenntnissen, sondern vielmehr auf seit vielen Generationen überlieferten Erfahrungen. Für das Reizdarmsyndrom gibt es zumindest eine Studie, die eine Symptomlinderung durch warme Kümmelöl-Auflagen zeigt.

Grundsätzlich lassen sich handwarme Aromaöle beim Reizdarmsyndrom auch sehr gut für eine sogenannte Darmmassage nutzen. Sie erfolgt entlang des Dickdarm-Rahmens im Unterbauch, um so der natürlichen Bewegungsrichtung des Darms zu folgen. Eine solche Massage wird etwa bei Verstopfung eingesetzt. Damit soll durch den äußerlichen Druck der Darminhalt weitertransportiert werden. Aber auch andere Massagen können angenehm wirken: zum Beispiel in kleinen kreisenden Bewegungen über den Bauch verteilt oder streichend von allen Seiten bis hin zum Bauchnabel. Wichtig ist, dass Sie sich in einer entspannten Körperhaltung befinden. Empfehlenswert ist die Rückenlage, wobei ein Kissen unter den Kniekehlen liegt. Das ermöglicht eine größtmögliche Entspannung der Bauchdecke.

Sie können eine Darmmassage bei sich selbst vornehmen oder auch von einem Physiotherapeuten oder einer Physiotherapeutin ausführen lassen. Inzwischen gibt es auch elektrisch betriebene Darmmassage-Gürtel, die in Studien eine Wirksamkeit bei schwerer Verstopfung gezeigt haben. Sie können sich ein solches Hilfsmittel zur häuslichen Anwendung verordnen lassen. Fragen Sie wegen einer möglichen Erstattung am besten zuvor Ihre Krankenkasse.

Osteopathie

Im Fall von Reizdarmbeschwerden kann die sogenannte viszerale Osteopathie hilfreich sein. Dabei handelt es sich um ein Teilgebiet der Osteopathie, bei dem die inneren Organe – und damit auch Magen und Darm – sowie die umgebenden Strukturen auf Bewegungseinschränkungen hin untersucht und behandelt werden. Die inneren Organe sind durch Bindegewebe miteinander verbunden und die meisten werden vom Bauchfell umhüllt. Innerhalb dieses lockeren

Verbundes sind die Organe beweglich und haben jeweils ihren eigenen Rhythmus. Der kann jedoch möglicherweise durch eine gestörte Funktion einzelner Organe, aber auch durch äußere Einwirkungen wie eine Fehlhaltung, Narben oder Entzündungen, gestört werden.

Die viszerale Osteopathie hat das Ziel, durch eine sanfte manuelle Behandlung die freie Beweglichkeit und die Rhythmik der Bauchorgane wiederherzustellen. Damit können Verdauungsbeschwerden gelindert werden. Die Anwendungen haben sich in wissenschaftlichen Studien als wirksam beim Reizdarmsyndrom erwiesen.

Akupunktur und Moxibustion

Beide Verfahren haben eine jahrtausendelange Tradition in der chinesischen Medizin. Ihnen liegt das Konzept zugrunde, dass sich über die Stimulation genau definierter Punkte der Energiefluss durch den Körper – das sogenannte Qi – regulieren lässt. Damit sollen sich Blockaden lösen und Beschwerden gelindert werden.

Bei der Akupunktur werden bestimmte Punkte des Körpers entweder durch Nadeln oder bei der Elektro-Akupunktur durch Strom stimuliert. Bei der Moxibustion werden bestimmte Körperbereiche oder Akupunkturpunkte mittels glimmenden Moxakrauts erwärmt. Dieses Kraut besteht aus getrockneten Beifußblättern (Artemisia vulgaris). Die Wirkstoffe des Beifußes können durch die Hitze tief in den Körper gelangen. Sie sollen auf diese Weise die Zirkulation von Qi und die des Bluts stimulieren. Unterschiedliche Verfahren sind hierzu bekannt: Verwendet wird eine Moxa-Zigarre (eine in dünnes Papier gerollte Moxa-Stange), oder das Moxakraut wird in einem Moxa-Kasten oder auf einer Akupunkturnadel abgebrannt.

Studien zu Akupunktur und Moxibustion zeigen eine symptomlindernde Wirksamkeit bei Reizdarmbeschwerden, doch sind diese Effekte nicht größer als bei einer sogenannten Schein-Akupunktur (bei einer Schein-Akupunktur werden andere Punkte als die definierten Akupunktur-Punkte gestochen oder die Hautschicht wird nicht ganz durchstochen, auch wenn es sich so anfühlt). Insofern könnte es sein, dass die Wirksamkeit allein auf dem Placebo-Effekt beruht. Was aber nicht gegen eine solche Behandlung spricht, da sie schließlich oftmals hilfreich ist. Außerdem hat die Erforschung des Placebo-Effekts gezeigt, dass dadurch Körperfunktionen bis hin zur Ebene der Zellen beeinflusst werden können.

Heilfasten

Das Fasten hat eine jahrtausendalte Tradition. Es soll der Reinigung von Körper, Geist und Seele dienen. Vorwiegend wird das Fasten von gesunden Menschen als Einstieg in eine Gewichtsabnahme genutzt. Heilfasten ist eine spezielle Form des Fastens, die auf den Arzt Otto Buchinger (1878–1966) zurückgeht.

Der eigentlichen Fastenphase gehen ein oder mehrere Entlastungstage mit Reis oder gedünstetem Gemüse voraus. Anschließend werden über mehrere Tage bis zu vier Wochen täglich ausschließlich Wasser und Kräutertees sowie Obstsaft und Gemüsebrühe getrunken. Auf diese Weise nimmt der Fastende täglich maximal 300 Kilokalorien zu sich, bei Varianten der Methode auch bis zu 500 Kilokalorien. In einer professionell angeleiteten Gruppe oder bei guter Beratung soll diese Art des Fastens zahlreiche positive Auswirkungen auf den Körper haben sowohl präventiv zur Gesundheitsvorsorge als auch bei bestimmten Krankheiten.

Heilfasten wirkt laut Buchinger nicht nur auf der medizinischen, sondern auch auf psychosozialer und spiritueller Ebene. Diese drei Dimensionen bilden demnach eine nicht zu trennende Einheit. Buchinger sprach daher auch von einer „Diät der Seele" während des Fastens. Der Fastende solle sich währenddessen vor allem schönen Dingen wie Musik, Büchern, Natur und Meditation widmen und Medienkonsum sowie Stress weitestgehend meiden.

> **AUCH FÜR DAS HEILFASTEN** liegen keine qualitativ hochwertigen Vergleichsstudien beim Reizdarmsyndrom vor. Aber es gibt zahlreiche Beobachtungen, dass sich die allgemeine Lebensqualität verbessert: indem typische Reizdarmsymptome abnehmen und gleichzeitig auch Niedergeschlagenheit sowie Ängstlichkeit.

Allerdings gilt es, mögliche Nebenwirkungen wie eine mangelnde Aufnahme bestimmter Nährstoffe oder gar die Entwicklung einer länger anhaltenden Essstörung zu vermeiden. Daher ist Heilfasten nicht für jeden geeignet und sollte nicht ohne vorherige Rücksprache mit Ihrem Arzt und am besten unter professioneller Begleitung erfolgen.

Heilerde

Heilerde wird aus Lößablagerungen gewonnen, die in der Eiszeit entstanden sind. Sie besteht im Wesentlichen aus Aluminium-Silikaten. Bereits seit Jahrhunderten wird Heilerde als Naturheilmittel angewendet, äußerlich wie innerlich. Wie häufig bei Anwendungen mit einer langen Tradition, gibt es viele positive Erfahrungen, allerdings keine Wirksamkeitsnachweise aus kontrollierten klinischen Studien beim Reizdarmsyndrom. Wichtig zu beachten: Heilerde kann die Wirksamkeit von Medikamenten beeinträchtigen. Und eine langfristige Einnahme von Silikaten kann zu einer chronischen Nierenentzündung führen. Der Nutzen von Heilerde wird auch in wissenschaftlichen Kreisen kontrovers diskutiert.

Hilfe für die Psyche

Drei Verfahren haben sich bewährt, darunter auch die „Darmhypnose".

Unser Verdauungsorgan und unser Gehirn stehen, wie wir im ersten Kapitel erfahren haben, in sehr enger Verbindung. Viele Menschen mit Reizdarm stellen daher fest, dass Stress ihre Beschwerden verschlimmert, und auch, dass die chronischen Bauchbeschwerden enorm aufs Gemüt drücken können.

Oftmals helfen dann Entspannungsverfahren (siehe S. 94). In einigen Fällen reicht das aber nicht aus, etwa bei sehr starken Bauchbeschwerden, bei hohem Leidensdruck und vor allem, wenn Ängste oder eine große Niedergeschlagenheit hinzukommen. In dem Fall ist es sinnvoll, eine professionelle Psychotherapie zu erwägen.

Derzeit gibt es mehrere Verfahren, die in wissenschaftlichen Studien nachgewiesen haben, dass sie beim Reizdarmsyndrom wirksam sind. Manchmal werden auch Verfahren miteinander kombiniert (sogenannte multimodale Therapieprogramme), etwa Elemente der Verhaltenstherapie zusammen mit Entspannungsverfahren oder Achtsamkeitsübungen. Auch dafür sind Behandlungserfolge beim Reizdarmsyndrom gezeigt worden.

Die drei wichtigsten Verfahren

Kognitive Verhaltenstherapie. Im Mittelpunkt der Behandlung steht in dem Fall Ihre Gedankenwelt, die als erlerntes Verhalten begriffen wird, das es gewissermaßen zu „verlernen" gilt. Ziel der Therapie ist es, Aktivitäten und Gewohnheiten, Stimmungen und Einstellungen zu verändern. Es geht also einerseits um die Förderung angenehmer, positiv erlebbarer Aktivitäten. Und andererseits um die Vermeidung problematischer Verhaltensweisen, wie Grübeln und sozialer Rückzug. So kann es zum Beispiel ein Ziel der Therapie sein, dass ein Reizdarmpatient wieder mit anderen Menschen essen geht, was er womöglich längere Zeit vermieden hat, aus Angst vor lauten Darmgeräuschen oder plötzlichem Durchfall. Eine kognitive Verhaltenstherapie kann schon nach wenigen Sitzungen Erfolg zeigen, manchmal ist aber auch eine Behandlung über mehrere Monate sinnvoll. Sie gehört zu den am besten untersuchten Therapiemethoden, daher werden die Kosten auch von den gesetzlichen Krankenkassen übernommen.

Psychodynamische Psychotherapie. Darunter versteht man Verfahren, die sich auf Grundlage der Psychoanalyse von Sigmund Freud entwickelt haben und von dieser abgeleitet sind. Grundannahme ist, dass psychische Störungen in frühen lebensgeschichtlichen Erfahrungen wurzeln. Anders als bei einer Psychoanalyse, liegen Sie in dem Fall jedoch nicht auf einer Couch, sondern sitzen dem Therapeuten gegenüber. Dieser versucht, unbewusste, nicht im Bewusstsein wahrgenommene Prozesse aufzudecken, die Sie seelisch belasten. Er übernimmt eine aktivere Rolle als in der Psychoanalyse und fokussiert mehr auf die konkreten Probleme in der Gegenwart; mitunter gehört auch das Erlernen von Entspannungsübungen dazu. Auch diese Form der Therapie wird von den gesetzlichen Krankenkassen bezahlt. Die wöchentlichen Sitzungen erstrecken sich meist über mehrere Monate.

Darmhypnose. Der Begriff mag für Laien zunächst befremdlich klingen, doch hat sich das Verfahren als sehr wirksam erwiesen. Vor allem wenn Sie sich mit klassischen Psychotherapien nicht so recht anfreunden können („Ich habe es doch nicht im Kopf, sondern im Bauch"), haben Sie gegenüber einer Darmhypnose wahrscheinlich viel weniger Vorbehalte. Dabei wird nicht etwa speziell Ihr Darm in Hypnose versetzt, sondern Sie selbst. Unter therapeutischer Anleitung lernen Sie, in einen tranceartigen Zustand tiefer Entspannung zu gelangen. Durch innere Bilder und zielgerichtete Suggestionen wird versucht, Einfluss auf die Darmaktivität und deren Wahrnehmung zu nehmen, sich beispielsweise eine normalisierte Darmfunktion vorzustellen.

Durch die Behandlung und das Üben zu Hause gewinnen Sie dann allmählich mehr Kontrolle über die eigenen Empfindungen, wodurch sich Bauchbeschwerden lindern und sich die Lebensqualität verbessert. Sie werden auch genau darüber informiert, wie Darm und Gehirn miteinander kommunizieren – etwa, dass der Darm manchmal ungefilterte Alarmmeldungen ans Gehirn weitergibt, dieses die Informationen aber höchst unterschiedlich bewerten kann. Regelmäßig angewandt verschafft diese Therapieform oftmals eine merkliche Besserung.

Inzwischen gibt es auch Darmhypnose-Angebote über Audio-CDs oder Videos. Es ist durchaus sinnvoll, dies einmal auszuprobieren, es ersetzt jedoch nicht eine individuelle Behandlung bei einem geschulten Therapeuten. Diese hat den großen Vorteil, dass direkt auf die persönliche Situation und das individuelle Beschwerdebild gezielt eingegangen werden kann. Allerdings ist das Angebot an Darmhypnose-Therapien zurzeit noch eher gering – und eine Kostenerstattung durch Krankenkassen erfolgt nur in Ausnahmefällen.

Hilfe für die Psyche

GESUND ESSEN UND SICH WOHLFÜHLEN

Wie eine spezielle Ernährungsweise dazu beitragen kann, Ihre Verdauung zu verbessern – und den Genuss beim Essen zu beflügeln.

Ernährungstipps bei Reizdarm

Die Ernährung spielt bei Reizdarmbeschwerden eine zentrale Rolle.

Während sich bei Unverträglichkeiten etwa gegen Laktose oder Fruktose „Schuldige" klar identifizieren lassen, ist das beim Reizdarmsyndrom komplexer. Es sind weniger einzelne Nahrungsbestandteile, sondern der Verdauungsprozess an sich, der die Beschwerden verursacht. Dennoch lässt sich über eine Änderung der Ernährung oftmals eine deutliche Besserung der Symptome erzielen.

Dazu gilt es zunächst einmal, bestimmte Ernährungs-Trigger zu identifizieren. Ein Symptomtagebuch ist hilfreich (siehe S. 88). Verdauungsbeschwerden treten oft erst verzögert auf, da die Nahrung nach und nach durch den Verdauungstrakt transportiert wird. Neben Unverträglichkeiten lassen sich auch Reaktionen auf Nahrungsmittel entdecken, die generell zu Verdauungsbeschwerden führen können: etwa Zwiebeln, Knoblauch, Hülsenfrüchte, Alkohol, Kohlensäure, Kaffee, scharfe Gewürze.

Kommen Sie einem konkreten Zusammenhang mit einem oder mehreren Triggern auf die Spur, dann meiden Sie diese künftig. Das über einen längeren Zeitraum zu praktizieren, lohnt sich jedoch nur, wenn Sie die Erfahrung machen, dass der Verzicht tatsächlich zu einer spürbaren Verbesserung der Beschwerden führt. Wer einzelne Lebensmittel weglässt, sollte weiterhin auf eine ausgewogene, ballaststoffreiche Ernährung achten. Das ist leichter gesagt als getan. Je mehr Lebensmittel Sie weglassen, desto komplizierter wird es.

Ferner gibt es einige allgemeine Ernährungsempfehlungen, die vor allem bei Reizdarmbeschwerden beachtet werden sollten. Zum Teil handelt es sich um altes Erfahrungswissen, was sich oftmals seit Langem bewährt hat (siehe Checkliste S. 127). Außerdem gilt es, späte Mahlzeiten, größere Mengen „reizender" Lebensmittel wie scharfe Gewürze, Alkohol sowie blähende Lebensmittel wie Zwiebeln, Knoblauch, Hülsenfrüchte, Kohlgemüse, viel Fett und viel Zucker, Süßstoffe, Kohlensäure zu meiden. Verzichten Sie auf Kaugummis, zusätzliches Schlucken von Luft kann Blähungen begünstigen.

TIPPS FÜR DEN RESTAURANTBESUCH

Wenn Sie einige Dinge beachten, kann auswärts essen gehen trotz Reizdarm wieder richtig Freude machen:

Wenn Sie starke Verdauungsbeschwerden oder Reizdarm haben, trauen Sie sich womöglich kaum noch in ein Restaurant. Dabei ist ein geselliges Essen mit Freunden und Familie ganz wichtig für das eigene Wohlbefinden. Die folgenden Tipps können Ihnen dabei helfen, ohne Angst vor Schmerzen auswärts essen zu gehen.

- Viele Speisekarten geben Auskunft etwa zu Gluten oder Laktose. Zudem muss jedes Restaurant eine „Allergikerkarte" bereithalten und Gäste per Aushang darauf hinweisen. Vor allem aber: Wenn Sie unsicher sind bezüglich der Angaben in der Speisekarte oder bei ausgewählten Gerichten, fragen Sie nach!

- Um von Anfang an im Restaurant entspannt zu sein, kann es hilfreich sein, sich die Speisekarte zuvor online anzusehen, um sich ein Gericht in Ruhe auszusuchen oder spezielle Fragen schon vorab zu klären. In nicht wenigen Restaurants ist es für die Küche sogar möglich, die Zubereitung der Gerichte anzupassen. Führen Sie dafür eine Liste mit Nahrungsmitteln mit, die Sie immer gut vertragen.

- Meiden Sie stark verarbeitete Speisen, unbekannte Gerichte und scharfe Gewürze. Seien Sie vorsichtig mit Saucen: Darin befinden sich häufig unverträgliche Zwiebel-, Knoblauch- oder Sellerieextrakte, Gewürzmischungen und Geschmacksverstärker; viele Saucen sind zudem mit Zucker, Sahne oder generell viel Fett angereichert; Sojasauce enthält zudem Weizen. Wenn Sie nicht auf Sauce verzichten mögen, lassen Sie sie getrennt servieren, so können Sie selbst über die Menge entscheiden.

- Reis ist in der Regel besonders gut verträglich. Nudelgerichte lassen sich in vielen Restaurants auch in einer glutenfreien Variante bestellen. Fisch- und Fleischgerichte können leicht mit verträglichen Beilagen kombiniert werden.

- Meiden Sie Frittiertes, Scharfes, kohlensäurehaltige Getränke und Alkohol. Und: Essen Sie langsam, achtsam und genussvoll!

Die Low-FODMAP-Diät beruhigt

Eine effektive Ernährungsweise, die oftmals besser hilft als Medikamente

Falls die zuvor genannten Empfehlungen Ihre Symptome nicht ausreichend lindern, empfiehlt sich eine spezielle Ernährungstherapie, die Low-FODMAP-Diät (engl. low = gering). Das Konzept wurde von einem Wissenschaftlerteam an der australischen Monash University speziell für Patienten und Patientinnen mit Reizdarmsyndrom entwickelt. Der Fokus der Diät liegt darin, für eine begrenzte Zeit auf alle Nahrungsmittel mit hohem Anteil an FODMAPs zu verzichten.

 FODMAP IST EIN KUNSTBEGRIFF für fermentierbare Oligosaccharide, Disaccharide, Monosaccharide and Polyole. Er fasst verschiedene Zuckerarten zusammen, die von unseren Darmbakterien verstoffwechselt werden: Fermentierbare Oligosaccharide: Fruktane, Galaktane; Fermentierbare Disaccharide: Laktose = Milchzucker; Fermentierbare Monosaccharide: Fruktose = Fruchtzucker, Polyole: Sorbit, Mannit, Maltit, Xylit, Erythrit.

Die unter dem Begriff „FODMAP" versammelten Zucker sind in sehr vielen Lebensmitteln zu finden, aber an sich nicht ungesund. So sind etwa Präbiotika (siehe S. 108) meist nichts anderes als FODMAPs. Bei Menschen mit einem empfindlichen Darm können sie aber Bauchbeschwerden verursachen.

Eine Low-FODMAP-Diät sollte mindestens über vier bis maximal über acht Wochen befolgt werden. Aufgrund der Ernährungsumstellung kann es während der ersten ein bis zwei Wochen zu einer Verschlimmerung der Symptome kommen. Das legt sich schnell wieder, danach kommt es in der Regel zu einer deutlichen Besserung. Wissenschaftliche Studien haben gezeigt, dass etwa drei von vier Menschen mit Reizdarm eine Linderung ihrer Symptome verspüren, insbesondere was Blähungen, Bauchschmerzen und Durchfall betrifft. Viele Betroffene atmen in dieser Phase regelrecht auf und erobern sich ein Stück Lebensqualität zurück. Sie bekommen nach oft langer Zeit wieder ein Gespür dafür, wie sich eine normale Verdauung anfühlt. Insofern ist diese Diät die effektivste Ernährungsweise beim Reizdarmsyndrom. Sie hilft sogar oft besser als Medikamente.

> **DIE AUSWAHL DER ERLAUBTEN** Nahrungsmittel hat strenge Regeln. Viele, im Prinzip gesunde Lebensmittel werden weggelassen. Die Low-FODMAP-Diät eignet sich daher keinesfalls als dauerhafte Ernährungsform, denn darunter könnte die Bakterienvielfalt des Mikrobioms leiden. Und es würde im Laufe der Zeit komplizierter, die Ernährung wieder mit FODMAPs anzureichern.

Nach vier bis acht Wochen sollte also eine gezielte Wiederaufbauphase begonnen werden, wobei die individuelle Verträglichkeitsschwelle der verschiedenen FODMAPs ausgetestet wird. So kann sich der Darm langsam wieder an die Substanzen gewöhnen. Eine dauerhafte moderate Verminderung der FODMAPs ist jedoch möglich, sofern die Ernährung vielfältig, ausgewogen und ballaststoffreich ist. Hilfreich ist es in dieser Phase, sich von Ernährungsfachleuten beraten zu lassen. Ziel ist, dass Sie zu einer individuellen Ernährung finden, die so abwechslungsreich und ausgewogen wie möglich ist – und mit der Sie sich wohlfühlen. Letztlich geht es darum, den FODMAP-Anteil an der individuellen Ernährung so weit dauerhaft zu reduzieren, dass keine starken Beschwerden mehr auftreten. Eine Low-FODMAP-Diät kann einen Reizdarm zwar nicht komplett heilen, aber die Lebensqualität enorm steigern. Es hilft Ihnen auch zu verstehen, warum welche Lebensmittel bei Ihnen Symptome auslösen. Dadurch lässt sich gewissermaßen eine Kontrolle über die Geschehnisse im Magen-Darm-Trakt gewinnen, und Sie fühlen sich der Verdauung nicht mehr hilflos ausgeliefert. Selbst gelegentlich auftretende Beschwerden beeinträchtigen Sie dann nicht mehr so sehr.

DIE WIRKWEISE: Das Konzept der Diät beruht auf der Erkenntnis, dass viele Zuckerarten nicht bereits im Dünndarm vollständig vom Körper aufgenommen werden. Stattdessen gelangen sie in den Dickdarm. Dort werden sie von Bakterien verstoffwechselt, was die Bildung von Gasen mit sich bringt, was zu Blähungen, Bauchkrämpfen und Durchfällen führen kann. Mitunter passiert sogar Ge-

CHECKLISTE MEHR WOHLBEFINDEN

Diese Tipps können bei Reizdarmbeschwerden helfen.

- ○ Starten Sie den Tag mit zwei Gläsern warmem Wasser auf nüchternen Magen. Das regt das Verdauungssystem an und bereitet es sanft auf Mahlzeiten vor.

- ○ Achten Sie auf eine ausreichende Trinkmenge von mindestens eineinhalb bis zwei Liter/Tag.

- ○ Vier bis sechs kleine Mahlzeiten werden oft besser vertragen als wenige große. Ein regelmäßiger Rhythmus zu täglich ähnlichen Zeiten hilft. Snacks zwischendurch meiden.

- ○ Nehmen Sie sich Zeit. Essen Sie in entspannter Atmosphäre, achtsam und genussvoll. Sehr ungünstig ist eine hastig verschlungene Mahlzeit, noch dazu begleitet von einem kalten, kohlensäurehaltigen Getränk.

- ○ Mahlen Sie jeden Bissen solange mit den Zähnen, bis er durchgehend eine breiige Konsistenz hat. Ideal: jeden Bissen 30 Mal kauen. So kommen Aromen besser zur Geltung und man wird schneller satt. Bei Völlegefühl kann es helfen, Trinken und Essen zeitlich zu trennen. Andernfalls beschleunigt Trinken beim Essen den Transport der Speisen durch Magen und Darm, was eher ungünstig ist.

- ○ Temperieren Sie die Speisen angenehm; sehr kalte oder sehr heiße Nahrungsmittel können dem Verdauungstrakt Probleme bereiten.

- ○ Ballaststoffe aus Gemüse und Vollkornprodukten unterstützen eine regelmäßige Verdauung. Mindestens 30 Gramm Ballaststoffe am Tag sollten es sein, Beispiel siehe S. 128.

- ○ Bei Neigung zur Verstopfung helfen Flohsamenschalen, Leinsamen oder Chiasamen als meist gut verträgliche Ballaststoffe.

- ○ Gekochtes Gemüse ist generell verträglicher als Rohkost, Dünsten besser als Braten oder Frittieren.

- ○ Kombinieren Sie Eiweiß, Fett und Kohlenhydrate in einer Mahlzeit für eine optimale Verdauung und die Aufnahme der Inhaltsstoffe.

- ○ Ingwer und Kurkuma (als Tee/im Essen) können Beschwerden lindern. Probieren Sie auch Kräutertees (siehe S. 128): Günstig sind Fenchel-Kümmel-Anis, einzeln/kombiniert, bei Blähungen, Krämpfen; Pfefferminze bei Bauchkrämpfen; Kamille bei Magenbeschwerden, Übelkeit.

genteiliges: Manche Gase verlangsamen die Bewegung des Dickdarms und es kommt zu einer Verstopfung. Menschen mit Reizdarm empfinden das aufgrund der großen Empfindlichkeit ihres Magen-Darm-Trakts als extrem unangenehm, ja schmerzhaft. Gesunde hingegen verspüren von dem Geschehen meist viel weniger, leiden nicht darunter. Für Frauen gilt es zu bedenken: Ihr Zyklus und die damit verbundenen Hormonschwankungen sowie die Regelblutung können einen erheblichen Einfluss auf Stuhlverhalten, Bauchbeschwerden und Schmerzempfindlichkeit haben: Sie sollten die Diät mindestens über einen vollständigen Zyklus halten und besonders auf Symptomveränderungen achten. Auch während der Wiedereinführung vermiedener Lebensmittel sollte darauf geachtet werden, in welcher Phase des Zyklus Sie sich befinden. So können Sie unterscheiden, ob die Beschwerden mit dem neu eingeführten Lebensmittel oder doch eher mit dem Zyklus im Zusammenhang stehen.

2 AUF BALLASTSTOFFE ACHTEN: Auch während einer Low-FODMAP-Diät ist eine ausreichende Zufuhr von Ballaststoffen wichtig für die regelmäßige Verdauung. Bevorzugen Sie bei der Auswahl Ihrer Lebensmittel Vollkornprodukte, Gemüse, Obst, Salate und Kartoffeln. Die empfohlene Menge von mindestens 30 Gramm Ballaststoffen pro Tag erreichen Sie zum Beispiel mit 2 Scheiben FODMAP-armem Brot, 3 Kartoffeln, eine Handvoll Erdbeeren, 100 g Banane (grün), 200 g Möhren und einem Salat. Die Deutsche Gesellschaft für Ernährung (DGE) empfiehlt zum Beispiel auch 3 Scheiben Vollkornbrot, 1 Portion Früchte-Müsli, 2–3 mittelgroße Kartoffeln, 2 mittelgroße Möhren, 2 Kohlrabi, 2 Äpfel und 1 Portion Rote Grütze. Essen Sie pro Tag möglichst drei Portionen Gemüse und zwei Portionen Obst (eine Portion = eine Handvoll). Bevorzugen Sie frisches, ungeschältes Obst und Gemüse statt Säfte, Kompott, Konserven. Gegartes Gemüse ist oft besser verträglich als Rohkost. Bei verpackten Lebensmitteln gilt: Mindestens 5 Gramm Ballaststoffe pro 100 Gramm gelten als ballaststoffreich. Ballaststoffe können nur dann aufquellen und positiv wirken, wenn Sie genügend trinken (sonst Verstopfungsgefahr!): täglich mindestens eineinhalb bis zweieinhalb Liter Wasser, Früchte- oder Kräutertees. Wichtig: Kräutertees enthalten oft FODMAPs, sie sollten nicht länger als drei Minuten ziehen.

3 DIE AUFBAUPHASE DANACH: Nun soll die sehr enge Lebensmittelauswahl schrittweise wieder erweitert werden. Zwei Ziele stehen im Vordergrund: die individuelle Verträglichkeit FODMAPreicher Lebensmittel zu ermitteln und eine dauerhafte, beschwerdefreie Ernährung zu ermöglichen, die zugleich ausgewogen, vielseitig und gesund ist. Achten Sie in dieser Phase weiterhin auf mögliche Trigger-Faktoren, die Beschwerden hervorrufen können: fette und scharfe Speisen, viel Kaffee, Alkohol oder Nikotin, Essen unter Stress oder zu unregelmäßigen Zeiten. Ideal ist es, sich während der Aufbauphase an einer leichten Vollkost zu orientieren und zusätzlich auf schonende Zubereitungsmethoden zu achten (etwa Dünsten, Garen in der Folie, Dämpfen, Grillen). Essen und trinken Sie nicht zu heiß oder eiskalt. Würzen Sie mit Kräutern statt scharfen Gewürzen. Gehen Sie bei der Zubereitung sparsam mit Fett um.

Testen Sie die Verträglichkeit von Speisen zunächst mit kleinen Mengen. Verzichten Sie auf blähende Speisen und Getränke. Die Wahl der zu testenden Lebensmittel kann individuell erfolgen. Am besten eignen sich Lebensmittel, die sich nur einer Gruppe der FODMAPs zuordnen lassen (etwa nur Laktose). Wichtig ist, dass immer nur ein Lebensmittel zurzeit getestet wird. Sollte eines Beschwerden verursachen, ist so lange mit dem nächsten Lebensmittel zu warten, bis sie abgeklungen sind. Das kann bis zu 48 Stunden dauern. Wenn Sie mehrere FODMAP-haltige Lebensmittel testen, können Sie bei Beschwerden nicht herausfinden, welches dafür verantwortlich ist. Wichtig ist auch, dass Sie jeweils mit einer kleinen Menge des zu testenden Lebensmittels beginnen. Steigern Sie die Menge alle zwei bis drei Tage solange, bis Sie die gewünschte Portionsgröße erreicht haben oder Symptome auftreten. Danach kann ein neues Lebensmittel getestet werden. Da es aufgrund von unterschiedlichen Verarbeitungs- und Zubereitungsarten zu Unterschieden in der Verträglichkeit kommen kann, ist es empfehlenswert, mindestens zwei Lebensmittel aus jeder FODMAP-Gruppe zu testen, bevor Sie zur nächsten Gruppe übergehen. Wenn Sie zwei Nahrungsmittel einer FODMAP-Gruppe erfolgreich wieder einführen konnten, ist die Wahrscheinlichkeit hoch, dass Sie auch andere Lebensmittel mit vergleichbaren Mengen dieses Kohlenhydrats vertragen.

> **TESTEN SIE FODMAP-REICHE Lebensmittel nicht einzeln, sondern immer als Bestandteil einer Mahlzeit.** Durch den Verzehr zusammen mit anderen Lebensmitteln wird eine langsamere und gründlichere Verdauung und Resorption ermöglicht. Die Verträglichkeit kann sich dadurch verbessern.

Die Low-FODMAP-Diät beruhigt

REZEPTE

BANANENBROT 131
PORRIDGE MIT OBST 132
GERÖSTETES MÜSLI 133
BANANENPANCAKES 134
HERZHAFTE FRÜHSTÜCKS-MUFFINS 137
VAPAPA-SMOOTHIE 138
ENERGY-BALLS 138
HAFERKEKSE 139
ENERGIEPRALINEN 140
GRUNDREZEPT RÜHRKUCHEN 141
SCHNELLE MANDARINEN-TORTE 142
MILCHBROT AUS MAISMEHL 144
VIEL-EIWEISS-BROT 144
SCHNELLES BROT 145
KARTOFFEL-NUSS-BROT 147
SUSHI-ROLLEN 148
MEDITERRANER NUDELSALAT 149
ASIATISCHER NUDEL-SALAT MIT ERDNUSS-SAUCE 150
CAESAR SALAT 152
KNOBLAUCHÖL/ZWIEBELÖL 154
KÜRBIS-HÄHNCHEN-PFANNE 155
THAI CURRY MIT HÜHNCHEN 157
SPAGHETTI BOLOGNESE 158
LEICHTES RINDERGULASCH 159
LACHS-OMELETT-WRAP 161
VEGANE PILZ-TOMATEN-QUICHE 162
HAUSGEMACHTE PIZZA MARGHERITA 163
VEGETARISCHE LASAGNE 164
REISNUDELN UND TOFU NACH THAI-ART 166
KNUSPRIGE TOFU-NUGGETS 168

Die folgenden Symbole helfen bei der Orientierung. Achten Sie darauf, dass es bei manchen Rezepten darauf ankommt, welche Variante Sie wählen. Ein Porridge mit Reisdrink ist zum Beispiel vegan und glutenfrei, eines mit laktosefreier Milch vegetarisch und glutenfrei und eine Variante mit Haferdrink ist nur dann glutenfrei, wenn der verwendete Drink als solcher gekennzeichnet ist.

 Vegetarisch   Glutenfrei   Vegan   Laktosefrei   Fruktosearm   Low-FODMAP

BANANEN-BROT

1 Den Ofen auf 160 °C Umluft (180 °C Ober-/Unterhitze) vorheizen. Eine Kastenform (21 cm Länge) mit Backpapier auslegen.

2 Mehl, Zucker, Backpulver, Zimt und Muskatnuss in eine große Rührschüssel geben und mischen. Bananen schälen und in einer separaten Schüssel mit einer Gabel grob zerdrücken.

3 Nach und nach Eier, Milch und die zerlassene Butter zu den zerdrückten Bananen geben und gut vermischen. Zum Schluss die Bananenmischung vorsichtig unter die Mehlmischung heben und anschließend kurz verrühren.

4 Den Teig in die vorbereitete Kastenform geben. Im vorgeheizten Backofen ca. 45 Minuten backen. Mit einem Holzstäbchen die Garprobe machen. (Es darf kein Teig daran kleben bleiben.)

5 Aus dem Ofen nehmen und in der Form leicht abkühlen lassen, dann zum vollständigen Abkühlen auf ein Gitterrost geben.

6 Das Bananenbrot in ca. 10 Scheiben schneiden und ggf. die Scheiben einzeln einfrieren.

FÜR 1 BROT à 10 SCHEIBEN
— 300 g glutenfreies Mehl
— 100 g brauner Zucker
— 2 TL Backpulver
— 1 TL Zimt
— 1 Msp. frisch geriebene Muskatnuss
— 200 g Bananen
— 2 Eier
— 130 g laktosefreie Milch
— 50 g zerlassene Butter

Frühstück

15 Minuten Zubereitungszeit + 45 Minuten Backzeit

PORRIDGE MIT OBST

FÜR 1 PORTION
- 3 EL Haferflocken (Kleinblatt) oder Reisflocken
- 100 ml Mandel-, Hafer-, Reisdrink oder laktosefreie Milch
- 1 Prise Salz
- 1 Prise Zimt
- 1 TL Rübensirup oder Reissirup

FÜR DAS TOPPING
- 50 g Obst nach Saison z.B. Erdbeeren, Himbeere, Orange oder Banane
- 1 EL Nüsse oder Samen nach Belieben, z. B. Haselnüsse, Walnüsse, Kürbis- oder Sonnenblumenkerne oder Sesam
- 1 EL geraspelte Zartbitterschokolade

1 Die Getreideflocken in einen kleinen Topf geben, mit 100 ml kochendem Wasser übergießen und etwa 10 Minuten quellen oder über Nacht ziehen lassen.

2 Pflanzendrink oder laktosefreie Milch sowie Salz und Gewürze zugeben. Porridge unter Rühren erhitzen und köcheln lassen, bis die gewünschte Konsistenz erreicht ist.

3 Toppings nach eigenem Geschmack zugeben und kurz miterwärmen.

TIPP: Das Obst kann bereits während des Kochens zugegeben werden. Bei Verwendung von Reisflocken sowie Mandeldrink ist das Rezept glutenfrei.

15 Minuten Zubereitungszeit inkl. 10 Minuten Quellzeit

GERÖSTETES MÜSLI

1 Den Backofen auf 180 °C Umluft (200 °C Ober-/Unterhitze) vorheizen.

2 Haferflocken, Kerne, Samen und Leinsamenschrot in einer großen Rührschüssel mischen.

3 Das Öl in einem kleinen Topf oder in der Mikrowelle leicht erhitzen. Den Sirup und das Salz zugeben und mit dem flüssigen, warmen Öl mischen. Die Öl-Sirup-Mischung über den Müsli-Mix geben und alles gut vermengen.

4 Das Müsli auf einem Backblech verteilen und 20–25 Minuten lang im Ofen goldbraun backen. Zwischendurch wenden.

5 Abkühlen lassen und zur Aufbewahrung luftdicht verpacken.

TIPP: Mit laktosefreiem Joghurt, Quark, Mandel-, Hafer- oder Reisdrink genießen. Die Komponenten des Müslis sind im Rahmen der in der Low-FODMAP-Diät erlaubten Zutaten austauschbar. Es können also auch andere Nüsse, z. B. Pekannüsse, verwendet werden. Außerdem kann das Müsli mit Zimt, Vanillemark oder echtem Kakao verfeinert werden. Werden glutenfreie Haferflocken verwendet, ist das Rezept auch glutenfrei.

FÜR 1 GROSSES SCHRAUBGLAS à 8 PORTIONEN
— 400 g Haferflocken (Großblatt)
— 75 g Sonnenblumenkerne
— 75 g Kürbiskerne
— 100 g Sesamsamen
— 100 g Leinsamenschrot
— 3 EL Kokosöl (alternativ anderes hoch erhitzbares Pflanzenöl, z. B. Sonnenblumen- oder Rapsöl)
— 4 EL Reissirup
— 1 Prise Salz

10 Minuten Zubereitungszeit + 20 Minuten Backzeit

BANANEN-PANCAKES

FÜR 1 PORTION à 2 STÜCK
— 100 g grüne Banane
— 1 Ei
— 3 EL Buchweizenmehl
— 4 EL Mandel-, Reis- oder Hafermilch
— 1 Prise Salz
— pflanzliches Öl zum Braten

1 Die Banane mit einer Gabel zerdrücken. Eigelb und Eiweiß voneinander trennen. Das Eiweiß in einer separaten Schüssel zu Eischnee schlagen.

2 Das Eigelb mit dem Handrührgerät aufschlagen und alle weiteren Zutaten nach und nach zugeben. Zum Schluss den Eischnee vorsichtig unterheben.

3 Etwas Öl in einer beschichteten Pfanne erhitzen und pro Pancake 1–2 EL Teig hineingeben. Die Pancakes wenden, wenn der Teig an der Oberfläche Blasen wirft. Nach dem Wenden 1–2 Minuten fertig braten.

4 Pancakes sofort servieren, beispielsweise mit Obst, laktosefreiem Joghurt und Rübensirup.

25 Minuten Zubereitungszeit

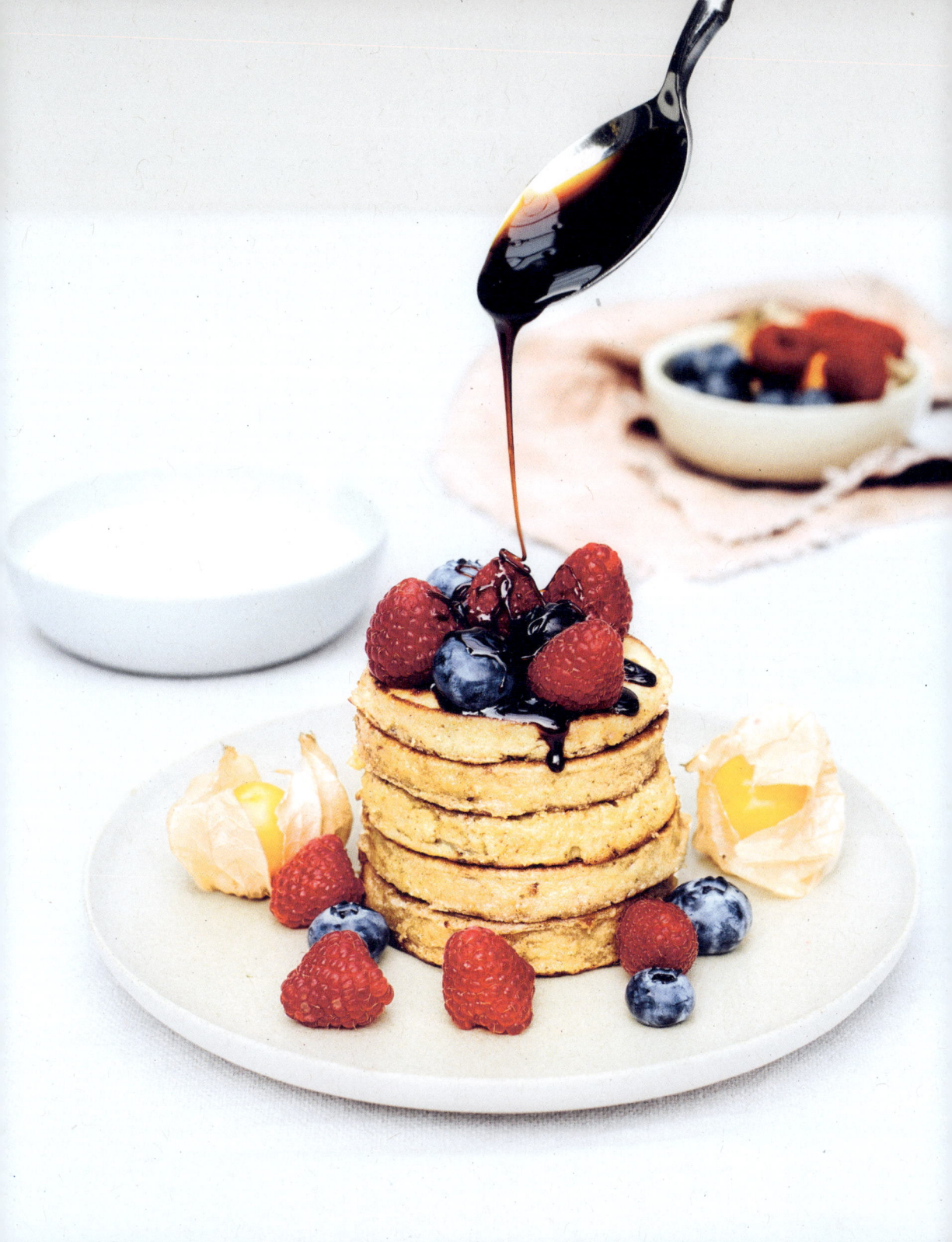

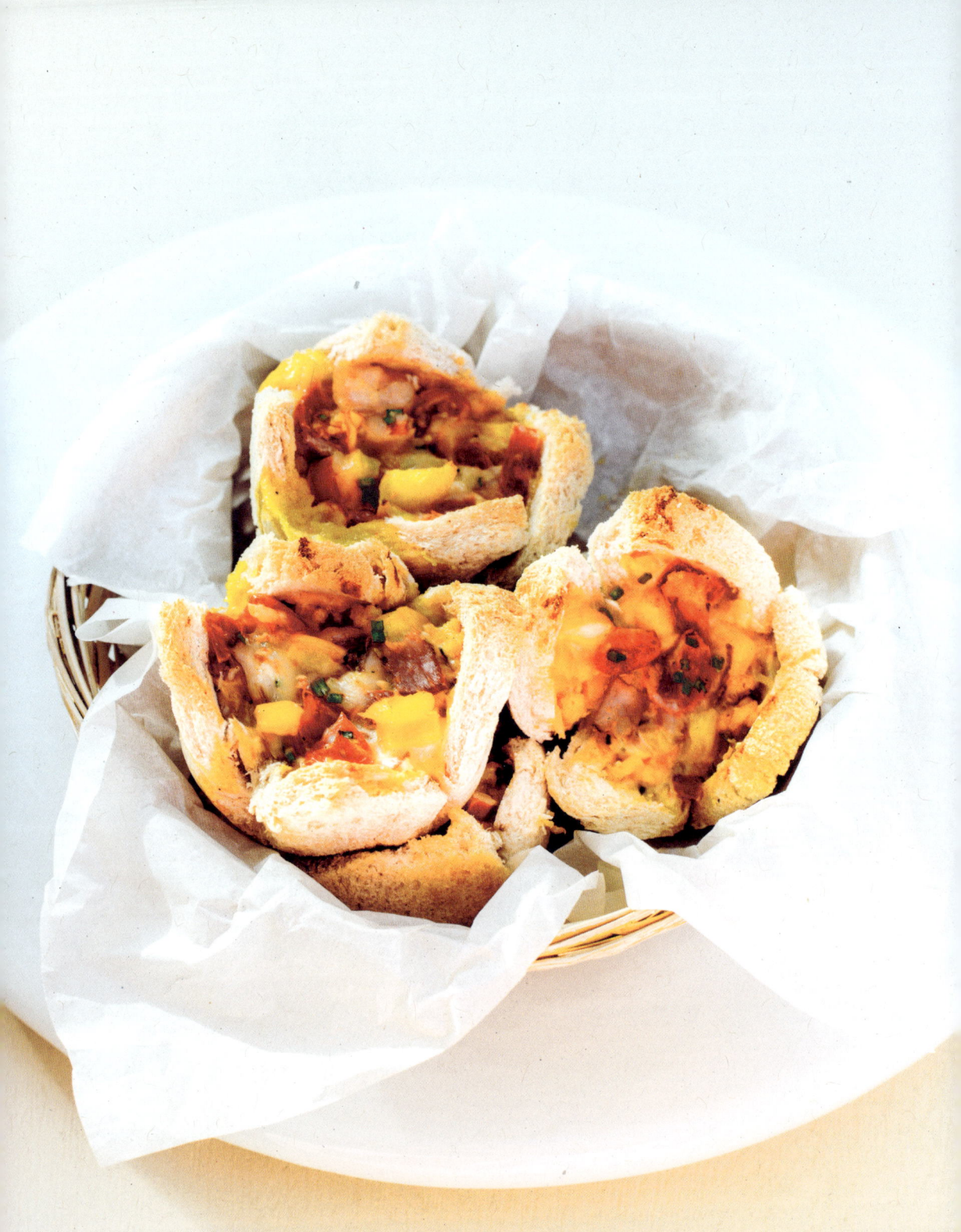

HERZHAFTE FRÜHSTÜCKSMUFFINS

1 Den Backofen auf 180 °C Ober-/Unterhitze oder 160 °C Umluft vorheizen.

2 Die Ränder der Toastbrotscheiben abschneiden. Die Scheiben mit einem Nudelholz platt rollen und in die Muffinformen hineindrücken.

3 Tomaten und Paprika putzen und fein würfeln. Den Kochschinken ebenfalls würfeln, Schnittlauch in Röllchen schneiden.

4 Die Eier mit einem Schneebesen schaumig schlagen und mit der Sahne verrühren. Mit Salz, Pfeffer, Muskatnuss und Paprikapulver würzen. Den Käse reiben und zusammen mit dem Schinken und dem Schnittlauch untermischen. Die Masse in die Toastkörbchen füllen und im vorgeheizten Ofen ca. 20 Minuten backen.

TIPP: Die Muffins halten sich zwei Tage im Kühlschrank. Am besten zum Verzehr noch einmal aufbacken oder auf den Rost des Toasters geben, damit der Boden knusprig wird. Wer Reste vermeiden möchte, kann die Toastbrotrinde fein gewürfelt unter die Füllung mischen.

FÜR 12 STÜCK
– 12 Scheiben glutenfreies Toast
– 50 g Cherrytomaten
– 30 g gelbe Paprika
– 4 Scheiben gekochter Schinken
– etwas Schnittlauch
– 4 Eier
– 100 ml laktosefreie Sahne
– Salz
– frisch gemahlener schwarzer Pfeffer
– 100 g Hartkäse, z. B. Gruyere
– 1 Msp. geriebene Muskatnuss
– 1 TL Paprikapulver (edelsüß)

VAPAPA-SMOOTHIE

FÜR 1 PORTION
- ½ **Papaya (100 g)**
- ½ **grüne Banane**
- 2 EL **laktosefreier Naturjoghurt**
- Mark von ⅓ **Vanilleschote**
- ½ TL **Traubenzucker oder Reissirup**
- 1 EL **Kokosflocken**
- 1 TL **Pflanzenöl** nach Belieben oder 1 TL **gemahlene Nüsse**
- 3 **Eiswürfel**

1 Die Papayahälfte schälen und mit einem Esslöffel die Kerne herauskratzen. Das Fruchtfleisch in grobe Stücke schneiden. Die Banane ebenfalls schälen und in Stücke schneiden.

2 Das vorbereitete Obst, Joghurt, Vanillemark, Traubenzucker oder Reissirup sowie Kokosflocken und Öl oder 1 TL gemahlene Nüsse in einen Standmixer geben und pürieren oder in einem hohen Gefäß mit einem leistungsstarken Pürierstab mixen, bis eine gleichmäßige und cremige Masse entstanden ist. Zum Schluss die Eiswürfel zugeben und erneut kurz aufmixen, in ein Glas gießen und sofort servieren. Je nach gewünschter Konsistenz kaltes Wasser zugeben.

15 Minuten Zubereitungszeit

ENERGY-BALLS

FÜR CA. 20 STÜCK
- 150 g **getrocknete Datteln oder Feigen**
- 1 EL **Kokosöl**
- 30 g **Hirse- oder Haferflocken (Kleinblatt)**
- 1 Prise **Salz**
- ca. 50 g **Kokosraspel oder gemahlene Haselnüsse**

1 Alle Zutaten bis auf die Kokosraspeln und die Nüsse in einem Mixer zu einer klebrigen Masse verarbeiten und anschließend mit den Händen zu ca. 20 kleinen Bällchen formen.

2 Die Bällchen in Kokosraspeln oder gemahlenen Haselnüssen wälzen. Luftdicht verschlossen halten sie sich im Kühlschrank bis zu drei Wochen.

TIPP: Nach Belieben mit anderen Nüssen, Trockenfrüchten und Gewürzen variieren.

20 Minuten Zubereitungszeit

HAFERKEKSE

FÜR 12 STÜCK
- 100 g glutenfreies Mehl oder Buchweizenmehl
- 200 g grob geschroteter Hafer (ersatzweise grobe Haferflocken)
- 1 TL Backpulver
- Mark von 1 Vanilleschote
- ½ TL Zimt
- 1 Prise Salz
- 150 g Margarine
- 80 g Zucker
- 1–2 EL Sonnenblumenkerne, Walnüsse oder gehackte Zartbitterschokolade (optional)

1 Backblech mit Backpapier auslegen. Den Ofen auf 200 °C Ober-/Unterhitze oder 180 °C Umluft vorheizen.

2 In einer großen Schüssel Mehl, geschroteten Hafer, Backpulver, Vanille, Zimt und Salz vermischen.

3 In einem kleinen Topf die Margarine und den Zucker vorsichtig erhitzen und flüssig werden lassen, aber nicht kochen.

4 Die Zucker-Fett-Masse in die Schüssel geben und mit einem großen Löffel zu einem Teig oder mit den Knethaken des Handrührgerätes vermengen. Auf Wunsch weitere Zutaten wie Kerne, Nüsse oder Schokostückchen unterheben. Mit einem Esslöffel kleine Häufchen aufs Backpapier setzen und zu runden Keksen formen.

5 Ca. 12 Minuten auf mittlerer Schiene goldbraun backen. Die Kekse auf einem Kuchengitter auskühlen lassen. Zum Aufbewahren in einer Blechdose oder Kunststoffdose luftdicht verpacken.

TIPP: Kekse während der Backzeit öfter kontrollieren, da diese sehr schnell braun werden können. Frisch aus dem Ofen sind die Kekse noch weich und werden beim Auskühlen fester. Wer kleine Kekse bevorzugt, kann pro Keks 1–2 TL Teig verwenden. Die Backzeit verkürzt sich eventuell.

15 Minuten Zubereitungszeit + 12 Minuten Backzeit

ENERGIE-PRALINEN

FÜR 15–20 STÜCK
- 85 g Haferflocken
- 85 g ungesüßtes Erdnussmus
- 60 g Ahornsirup
- 1 TL Zimt
- 1 Prise Salz
- 50 g Zartbitterschokolade
- 1 TL Kokosöl

FÜR DIE GARNITUR
- Meersalzflocken oder gehackte Nüsse nach Belieben

1 Die Haferflocken in einem Standmixer zu einem groben Mehl zerkleinern. Dann das Erdnussmus, Ahornsirup, Zimt und Salz zugeben und kurz mixen bis ein Teig entsteht.

2 Die Masse mit den Händen zu 15–20 kleinen Kugeln formen und auf einen Teller oder ein Blech geben. Dann für 30 Minuten in den Kühlschrank oder für 10 Minuten ins Tiefkühlfach stellen.

3 In der Zwischenzeit die Schokolade fein hacken und zusammen mit dem Kokosöl im Wasserbad oder in der Mikrowelle schmelzen. Die gekühlten Pralinen darin wälzen. Optional mit Meersalzflocken oder gehackten Nüssen bestreuen. Die Pralinen luftdicht verschlossen im Kühlschrank aufbewahren. Dort halten sie sich 7–10 Tage.

TIPP: Das Pralinenrezept kann nach eigenen Vorlieben ganz einfach abgewandelt werden. Statt Hafermehl eignet sich auch Mandelmehl. Anstelle von Erdnussmus kann anderes Nussmus oder – bei einer Nussallergie – Sonnenblumenbutter verwendet werden. Wer keinen Ahornsirup mag, wählt eine andere Sirupsorte. Statt in Schokolade, können die Kugeln auch in Kakao oder Kokosraspeln gerollt werden. Dann die Kugeln vorher nicht kaltstellen, damit der Belag besser haften bleibt.

15 Minuten Zubereitungszeit + 30 Minuten Kühlzeit

GRUNDREZEPT RÜHRKUCHEN

1 Den Backofen auf 180 °C Ober-/Unterhitze vorheizen.

2 Butter oder Margarine mit dem Handrührgerät schaumig schlagen. Zucker, Vanillezucker und Salz in einer zweiten Schüssel mischen und dann nach und nach während des Rührens einrieseln lassen. Die Eier nacheinander je 30 Sekunden unterrühren, bis eine gebundene Masse entsteht.

3 Mehl und Backpulver mischen. Anschließend löffelweise zugeben und verrühren. Zum Schluss Milch zugießen, sodass ein glatter Teig entsteht.

4 Eine Springform (Ø 20 – 22 cm) oder eine Kastenform (20 cm Länge) mit etwas Butter oder Margarine einfetten oder mit Backpapier auslegen und den Teig einfüllen.

5 Den Kuchen auf der mittleren Schiene 30 – 40 Minuten backen, bis die Oberfläche leicht gebräunt ist. Den Kuchen nach der Backzeit 10 Minuten in der Form lassen. Dann vorsichtig aus der Form lösen und auf einem Kuchengitter abkühlen lassen.

TIPP: Das Grundrezept kann beliebig variiert werden. Für einen Marmorkuchen zunächst nur die Hälfte des Teigs in die Form füllen. Dann 1 – 2 EL echtes Kakaopulver, 2 EL Zucker und nach Belieben etwas gehackte Haselnüsse in den restlichen Teig einrühren. Als zweite Schicht in die Form füllen und wie angegeben backen. Für einen Nusskuchen einfach die Mehlmenge auf 100 g reduzieren, am Ende 100 g gemahlene Nüsse in den Teig einrühren und mit ½ TL Zimt oder mit Anis würzen.

FÜR 1 KUCHEN à 12 STÜCKE
- 125 g zimmerwarme Butter oder Margarine + etwas mehr für die Form
- 125 g Zucker
- 2 TL Vanillezucker
- 1 Prise Salz
- 3 Eier
- 200 g glutenfreies Mehl
- 1 TL Backpulver
- 50 ml laktosefreie Milch

Kuchen und Süßes

---

20 Minuten Zubereitungszeit + 30 – 40 Minuten Backzeit

SCHNELLE MANDARINENTORTE

FÜR 1 KUCHEN à 12 STÜCKE

FÜR DEN BODEN
— 200 g Haselnüsse
— 50 g Pekannüsse
— 150 g Zartbitter- schokolade
— 5 Eiweiß
— 1 Prise Salz
— 200 g Zucker
— etwas Margarine für die Form

FÜR DEN BELAG
— 1 EL Zucker
— 400 g laktosefreie Sahne
— ggf. 1 Pck. Sahne- fest
— 175 g Mandarinen aus der Dose, abge- tropft

1 Den Backofen auf 175 °C Ober-/Unterhitze vorheizen.

2 Die Nüsse fein hacken. Die Schokolade raspeln. Eiweiße mit Salz und unter allmählicher Zugabe des Zuckers steif schlagen. 50 g Schokoraspeln und 50 g Haselnüsse zum Garnieren beiseitestellen. Den Rest zusammen mit den Pekannüsse behutsam unter den Eischnee heben, nicht rühren!

3 Eine Springform (ø 26 cm) mit Margarine einfetten oder mit Backpapier auslegen. Den Teig in die Form geben und 30–40 Minuten backen. Während des Backens geht die Masse sehr hoch, fällt beim anschließenden Abkühlen aber wieder in sich zusammen.

4 Den Kuchen aus dem Ofen nehmen und abkühlen lassen. Die Sahne mit Zucker steif schlagen, gegebenenfalls zum Schluss Sahnefest unterrühren.

5 Ein paar Mandarinen für die Garnitur beiseitestellen. Die restlichen Mandarinen vorsichtig unter die Sahne heben und auf dem abgekühlten Boden verteilen. Anschließend den Kuchen für mindestens 4 Stunden im Kühlschrank er- kalten lassen.

6 Vor dem Servieren die gehackten Nüsse und Schokorapsel auf der Sahnemasse verteilen, den Kuchen 12 Stücke schneiden.

TIPP: Anstatt der Haselnüsse können auch gehackte Mandeln verwendet werden. Sahne- fest lässt sich übrigens durch die gleichen Anteile Puderzucker und Maisstärke ersetzen.

20 Minuten Zubereitungszeit + 30–40 Minuten Backzeit + 4 Stunden Abkühlzeit

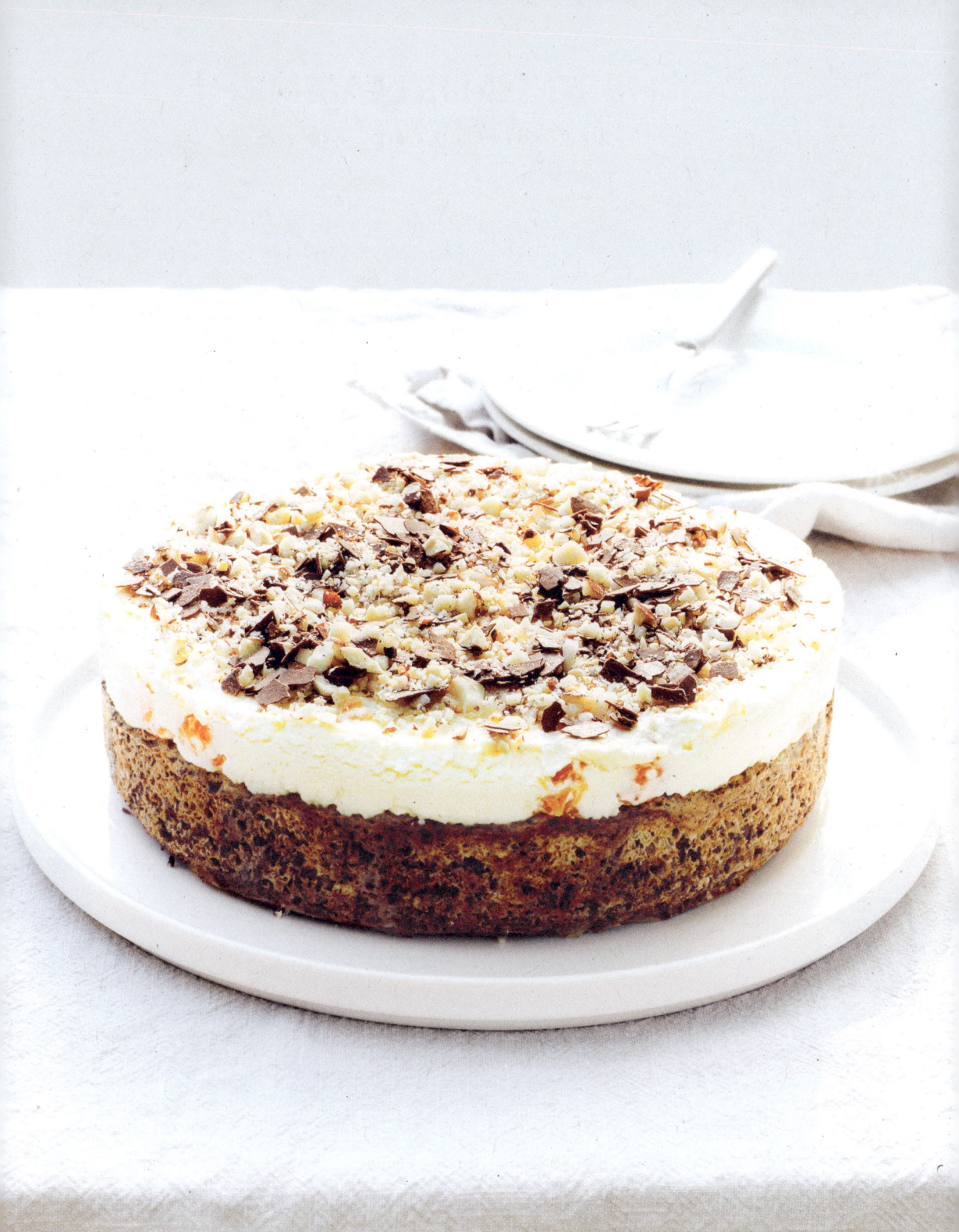

MILCHBROT AUS MAISMEHL

**FÜR 1 BROT
à 20 SCHEIBEN**
- 30 g Butter+ etwas für die Form
- 200 ml laktosefreie Milch
- 400 g Maismehl
- ½ TL Salz
- 75 g Zucker
- 1 Pck. Trockenhefe
- 2 Eier
- 150 g laktosefreier Joghurt

1 Eine Kastenform (25 cm Länge) fetten. Butter in einem Topf zerlassen, Milch zugeben und zusammen leicht erwärmen.

2 Mehl, Salz, Zucker und Trockenhefe in einer Schüssel mischen. Die Butter-Milch-Mischung zugießen, Eier und Joghurt zugeben und mit den Knethaken des Handrührgerätes verkneten.

3 Teig zugedeckt 10–20 Minuten gehen lassen, bis er sich sichtbar vergrößert hat. Dann in die vorbereitete Form geben und nochmals 30 Minuten gehen lassen. Inzwischen den Backofen auf 180 °C Umluft vorheizen.

4 Das Brot 40–50 Minuten backen. Anschließend auf einem Kuchengitter in der Form auskühlen lassen.

15 Minuten Zubereitungszeit + 50 Minuten Gehzeit + 50 Minuten Backzeit

VIEL-EIWEISS-BROT

**FÜR 1 BROT
à 20 SCHEIBEN**
- 4 Eier
- 100 g Buchweizenmehl
- 2 ½ EL Reisflocken
- 350 g laktosefreier Quark (20% oder 40% Fett)
- 1 TL Natron
- 1 TL Salz
- Margarine für die Form

1 Den Backofen vorheizen auf 160 °C Umluft. Eier in einer Rührschüssel leicht schaumig schlagen. Buchweizenmehl und Reisflocken esslöffelweise zugeben. Anschließend den Quark, Natron und Salz zugeben und verrühren.

2 Eine Kastenform (25 cm Länge) einfetten oder mit Backpapier auslegen, Teig einfüllen.

3 Das Brot ca. 40 Minuten backen, gegebenenfalls nach der Hälfte der Backzeit mit Alufolie abdecken, damit es nicht zu dunkel wird. Anschließend in der Form abkühlen lassen.

10 Minuten Zubereitungszeit + 40 Minuten Backzeit

SCHNELLES BROT

1 Eine Kastenform (25 cm Länge) fetten oder mit Backpapier auslegen. Mehl, Buchweizenmehl und Salz in einer Schüssel mischen.

2 Die Hefe zerbröckeln und zum Mehl geben. Mit den Knethaken des Handrührgerätes 400 ml lauwarmes Wasser langsam unterarbeiten, bis ein glatter Teig entsteht.

3 Den Teig in die vorbereitete Kastenform füllen und im <u>nicht</u> vorgeheizten Backofen bei 200 °C Ober-/Unterhitze (Umluft 180 °C) ca. 50 Minuten backen.

4 Ist die Brotoberfläche nach Ablauf der Zeit leicht gebräunt, Garprobe machen. Dazu mit einem Zahnstocher in die Mitte des Brotes stechen und wieder herausziehen. Klebt kein Teig mehr daran, ist das Brot fertig. Wenn am Stäbchen noch etwas Teig klebt, sollte die Backzeit um ca. 10 Minuten verlängert werden.

5 Das Brot aus dem Ofen nehmen. Nachdem es 10 Minuten in der Form abgekühlt ist, kann es noch warm genossen werden. Nach dem vollständigen Auskühlen kann es scheibenweise genossen werden.

TIPP: Wer mag, kann dem Teig noch 100 g gehackte Nüsse oder Samen zufügen, dadurch wird das Brot etwas kerniger. Gut geeignet sind beispielsweise Sonnenblumenkerne, Mohn-, Sesam- oder geschrotete Leinsamen. Bei Verwendung von Leinsamen sollte allerdings die Flüssigkeitsmenge ein wenig erhöht werden.

FÜR 1 BROT à 16 SCHEIBEN
- etwas Margarine für die Form
- 300 g glutenfreies Mehl
- 300 g Buchweizenmehl
- 1 TL Salz
- 1 Würfel frische Hefe

---

15 Minuten Zubereitungszeit + 50 minuten Backzeit

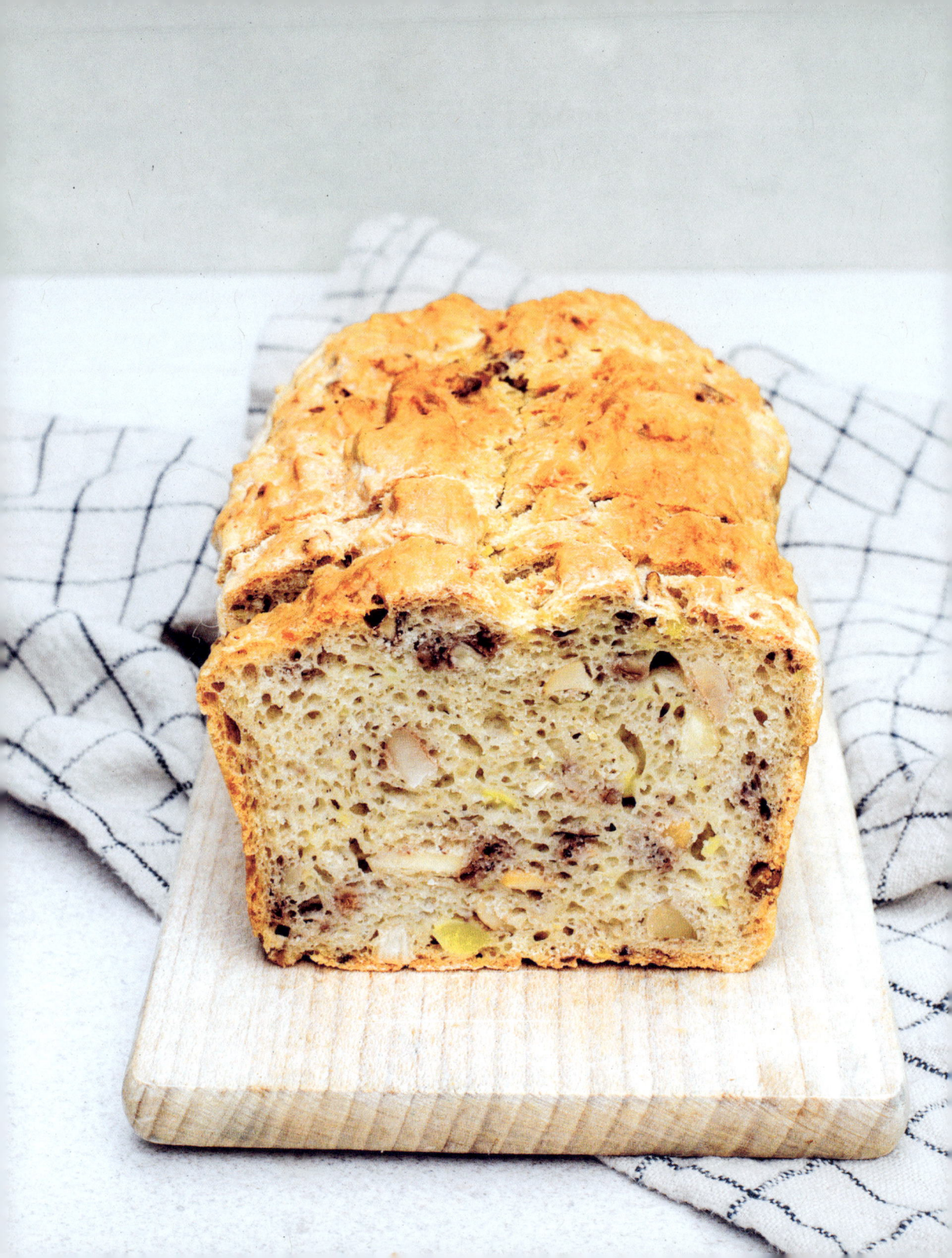

KARTOFFEL-NUSS-BROT

1. Die Kartoffeln zerdrücken und mit dem Mehl zusammen in eine Schüssel geben.

2. 100 ml lauwarmes Wasser in eine Schale füllen, die Hefe hineinbröseln und mit einem Schneebesen glatt rühren, dann zur Kartoffel-Mehl-Mischung gießen. Anschließend auch alle weiteren Zutaten bis auf die Nüsse zugeben und zu einem weichen Teig kneten.

3. Den Teig zugedeckt an einem warmen Ort ca. 20 Minuten gehen lassen. Währenddessen die Nüsse hacken, dann unter den Teig kneten. Inzwischen den Backofen auf 180 °C Ober-/Unterhitze (Umluft 160 °C) vorheizen.

4. Teig ein weiteres Mal 20 Minuten gehen lassen, dann nochmals durchkneten. Eine Kastenform (25 cm Länge) mit Backpapier auslegen, den Teig gleichmäßig darin verteilen, glatt streichen, noch einmal 20 Minuten gehen lassen, anschließend mit Wasser bestreichen.

5. Im vorgeheizten Ofen 1 Stunde backen, mit einem Holzstäbchen die Garprobe machen. Brot aus dem Ofen nehmen und in der Form auf einem Kuchengitter abkühlen lassen.

TIPP: Die Nüsse können vor dem Verwenden kurz in einer Pfanne angeröstet werden, dann haben sie noch mehr Aroma. Statt Kümmel und Koriandersamen können übrigens auch 2 TL Brotgewürz verwendet werden.

FÜR 1 BROT à 20 SCHEIBEN

- 350 g gekochte Kartoffeln (mehlig oder vorwiegend festkochend)
- 350 g glutenfreies Mehl oder Buchweizenmehl
- ¾ (28 g) Würfel frische Hefe
- 1 ½ EL Rapsöl
- 1 ½ EL Obstessig
- 1 TL Salz
- ½ TL Zucker
- 1 TL gemahlener Kümmel
- 1 TL gemahlene Koriandersamen
- Je 35 g Macadamianüsse, Pekannüsse und Paranüsse
- 1 TL Sonnenblumenöl

15 Minuten Zubereitungszeit + 1 Stunde Gehzeit + 1 Stunde Backzeit

SUSHI-ROLLEN

FÜR 1 PORTION à 8–10 STÜCK
- 35 g Sushi-Reis
- 1 TL Reisessig
- 1 Prise Zucker
- Salz
- 20 g Gurke
- 25 g Möhre
- 20 g rote Paprika
- 1 Nori-Algen-Blatt
- 1 TL Mayonnaise
- 1–2 EL Tamari zum Dippen

1 Reis waschen und abtropfen lassen. Reisessig, Zucker und Salz in einer kleinen Schüssel verrühren, bis sich Zucker und Salz aufgelöst haben.

2 Den Reis zusammen mit 100 ml Wasser in einen tiefen Topf geben und bei mittlerer Hitze zum Kochen bringen. Hitze reduzieren und 12–15 Minuten köcheln lassen, bis der Reis gar ist.

3 Essig über den gekochten Reis in den Topf gießen und umrühren. Deckel auflegen und beiseitestellen, bis der Reis abgekühlt ist.

4 In der Zwischenzeit das Gemüse waschen, putzen und in sehr dünne Längsstreifen schneiden. Das Nori-Blatt auf eine Bambusmatte legen und den gekochten Reis darauf verteilen, wobei an einem Ende des Blattes ein Abstand von 2 cm verbleibt. Am vollständig mit Reis bedeckten Blattende einen dünnen Streifen des Reises mit Mayonnaise bestreichen und mit dem Gemüse belegen.

5 Von dem Ende, das der Füllung am nächsten liegt, das Nori-Blatt vorsichtig mit der Bambusmatte so fest wie möglich aufrollen. Die Sushi-Rolle für ein paar Minuten fest in ein sauberes, leicht feuchtes Geschirrtuch wickeln.

6 Vor dem Servieren das Sushi in 8–10 Stücke schneiden und mit Tamari zum Dippen servieren.

TIPP: Um eine erfolgreiche Sushi-Rolle herzustellen, sollte die Reisschicht sehr dünn sein und kann besonders gut mit einem Holzlöffel auf dem Nori-Blatt verstrichen werden.

40 Minuten Zubereitungszeit

MEDITERRANER NUDELSALAT

1 Die Nudeln nach Packungsanweisung al dente kochen.

2 Währenddessen Olivenöl und Balsamico-Essig kräftig zu einem Dressing verrühren, mit Salz und Pfeffer würzen. Die Pinienkerne bei geringer Hitze in einer Pfanne ohne Fett oder im Backofen bei 180 °C goldbraun rösten.

3 Sobald die Nudeln gar sind, Wasser abgießen und die warmen Nudeln direkt mit dem Dressing in einer großen Schüssel verrühren. Geröstete Pinienkerne ebenfalls zugeben.

4 Während die Nudeln abkühlen, den Parmesan in dünne Scheiben hobeln. Die Tomaten waschen und vierteln. Sobald die Nudeln abgekühlt sind, beides untermischen.

5 Rucola waschen und verlesen. Kurz vor dem Verzehr unter die restlichen Zutaten heben und den Salat noch einmal mit Balsamico-Essig, Salz und Pfeffer abschmecken.

TIPP: Dazu passt gut gegrilltes Geflügel, Fisch oder Tofu.

FÜR 1 PORTION
- 70 g kurze glutenfreie Nudeln, z. B. Fussili
- 2 EL Olivenöl
- 1 EL Balsamico-Essig
- 15 g Pinienkerne
- 20 g Parmesan
- 100 g Cherrytomaten
- 40 g Rucola
- Salz
- frisch gemahlener schwarzer Pfeffer

Salate

20 Minuten Zubereitungszeit

ASIATISCHER NUDELSALAT MIT ERDNUSSSAUCE

FÜR 1 PORTION

FÜR DEN SALAT
- 35 g Edamame (TK)
- 30 g Rotkohl
- 20 g Möhre
- 30 g rote Paprika
- 20 g Gurke
- 7 g Frühlingszwiebeln
- 40 g Reis- oder glutenfreie Nudeln
- 1 TL Sesamöl
- 16 g geröstete Erdnüsse

FÜR DIE SAUCE
- 16 g cremiges Erdnussmus
- 1 TL Tamari (glutenfreie Sojasauce)
- 1 TL Reissirup
- 1 TL Reisessig
- 1 TL Sesamöl
- 1 cm frischer Ingwer
- 1 TL Limettensaft

1 Die Edamame in eine Schüssel geben und zum Auftauen mit heißem Wasser übergießen. In der Zwischenzeit das Gemüse putzen, den Rotkohl hobeln, die Möhre in dünne Stifte schneiden, die Paprika fein würfeln, die Gurke längs halbieren, entkernen und in Halbmonde schneiden und die Frühlingszwiebeln in dünne Ringe schneiden. Alles in eine Schüssel geben.

2 Die Nudeln in einem Topf mit Salzwasser nach Packungsanweisung al dente kochen. Dann in einem Sieb abtropfen lassen und mit kaltem Wasser abschrecken. Sofort mit etwas Sesamöl vermengen und danach in die Schüssel zum Gemüse geben. Alles gut vermengen.

3 Alle Zutaten für die Erdnusssauce cremig verrühren und über den Salat geben. Erdnüsse hacken und darüberstreuen.

TIPP: Der Salat liefert 16 g pflanzliches Protein aus Edamame, Nüssen und Reis. Wer den Eiweißgehalt auf 25 g pro Portion steigern möchte, kann zum Beispiel 75 g Tofu dazu braten. Für nicht Vegetarier passen zu diesem Gericht auch 75 g Garnelen oder 50 g Hähnchenbrust sehr gut.

30–35 Minuten Zubereitungszeit

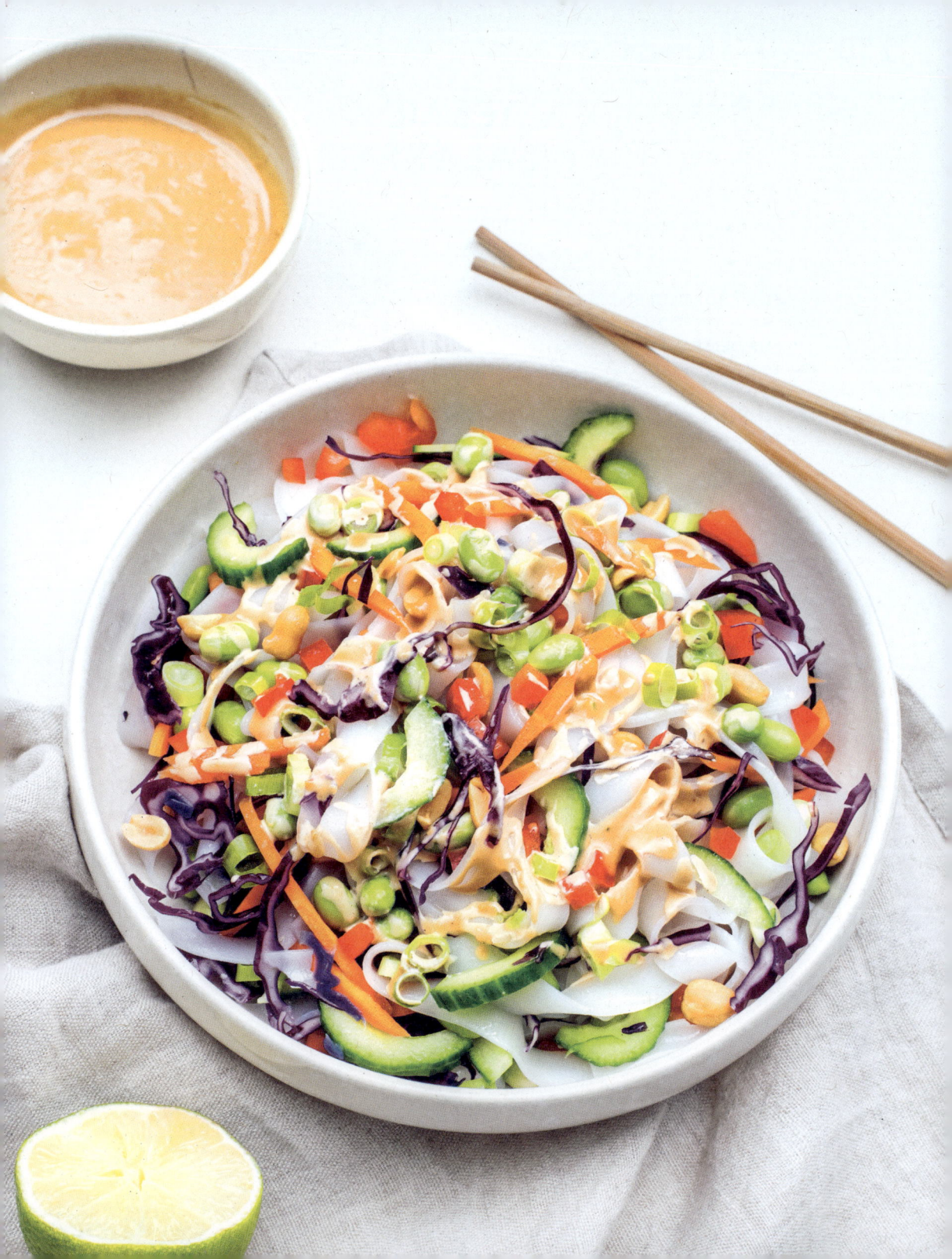

CAESAR SALAT

FÜR 1 PORTION

FÜR DEN SALAT
- 80 g Eisbergsalat
- 15 g Parmesan
- 1 Scheibe glutenfreies Brot
- 1 Zweig Rosmarin
- 150 g Putenbrust/-steak/-schnitzel
- Salz
- frisch gemahlener schwarzer Pfeffer
- 2 EL Pflanzenöl

ESSIG-ÖL-DRESSING
- ½ TL Senf (mittelscharf)
- 2 EL Olivenöl
- 1 EL Apfelessig
- 1 TL Ahornsirup

JOGHURT-DRESSING
- 1 TL Mayonnaise
- ½ TL Senf (mittelscharf)
- 1 TL Zitronensaft
- 2 EL laktosefreier Naturjoghurt

1 Den Salat waschen und klein schneiden. Den Parmesan in hauchdünne Scheiben hobeln.

2 Brot in kleine Würfel schneiden und mit den Rosmarinnadeln in heißem Pflanzenöl in einer Pfanne anrösten. Nach Geschmack leicht salzen und pfeffern. Beiseitestellen.

3 Das Fleisch abspülen, trocken tupfen und ebenfalls in Pflanzenöl bei mäßiger Hitze von allen Seiten anbraten. Mit Salz und Pfeffer abschmecken. Alle Zutaten des jeweiligen Dressings verrühren und ebenfalls mit Salz und Pfeffer würzen.

4 Den Salat auf tiefen Tellern anrichten. Hähnchen in Streifen schneiden und mit den Brotwürfeln und dem Parmesan auf dem Salat garnieren. Das Dressing darüber verteilen.

20 Minuten Zubereitungszeit

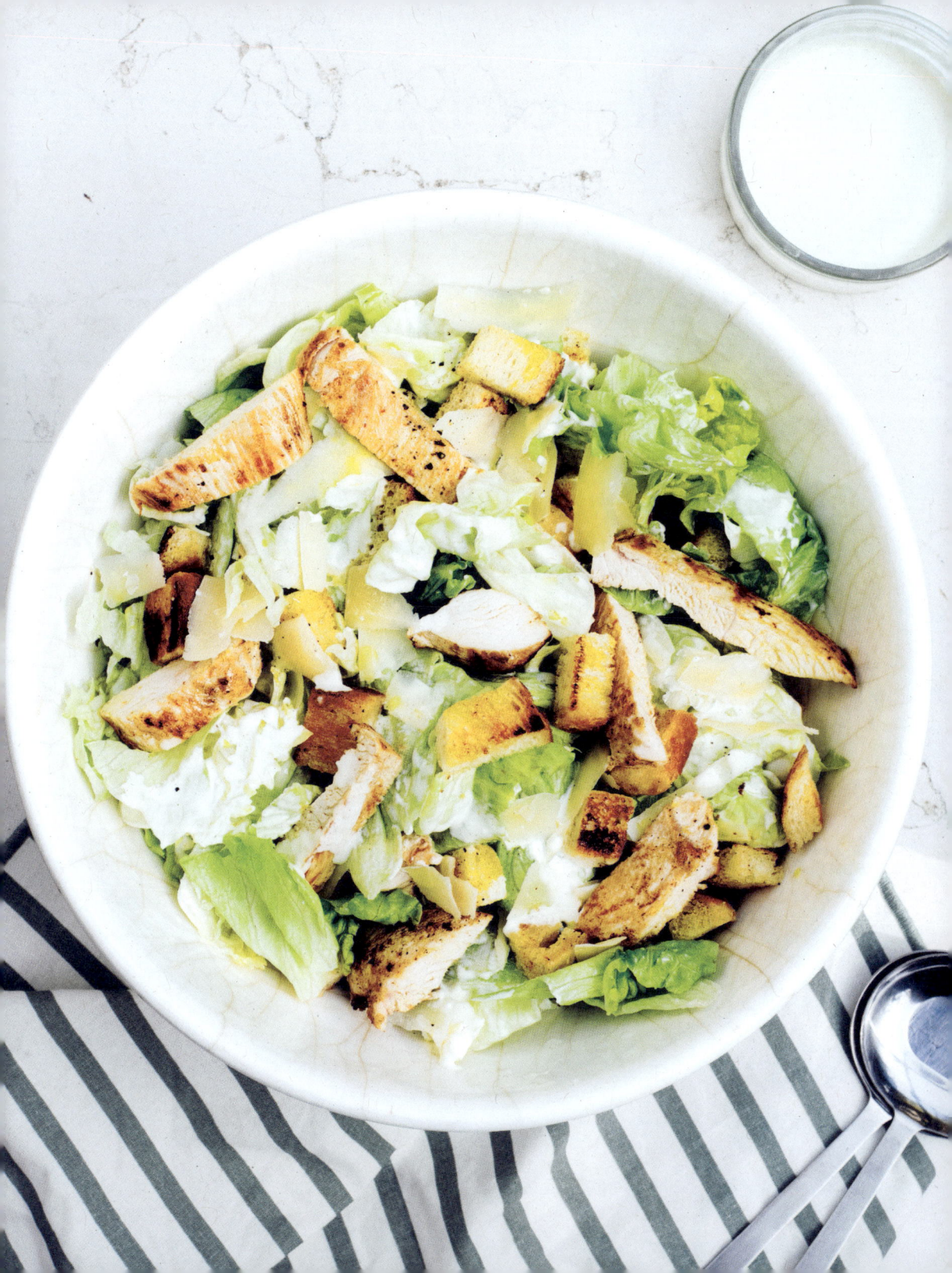

KNOBLAUCHÖL/ZWIEBELÖL

FÜR 1 KLEINE FLASCHE ÖL (500 ML)
— 500 ml neutrales Öl (Rapsöl oder Sonnenblumenöl), Erdnussöl oder Olivenöl

KNOBLAUCH-AROMA-ÖL
mildes Aroma:
— 3 große Knoblauchzehen, geschält

mittleres Aroma:
— 6 große Knoblauchzehen, geschält und halbiert

intensives Aroma:
— 12 große Knoblauchzehen, geschält und in Scheiben geschnitten

ZWIEBEL-AROMA-ÖL
mildes Aroma:
— ½ mittlere Zwiebel, geschält und geviertelt

mittleres Aroma:
— 1 mittlere Zwiebel, geschält und geachtelt

intensives Aroma:
— 2 mittlere Zwiebeln, geschält und in Scheiben geschnitten

1 Eine 500-ml-Flasche (aus Glas, luftdicht verschließbar) oder eine leere Flasche gut reinigen, mit kochendem Wasser ausspülen und trocknen lassen.

2 Das Öl in einen Topf gießen und bei geringer Hitze handwarm erhitzen. Dann den Topf vom Herd nehmen und Knoblauch oder Zwiebeln zum Öl geben und 2 Stunden ziehen lassen, sodass die Aromen in das Öl übergehen. Zuletzt mit einem feinen Tuch oder Teesieb das Öl filtern und in die Flasche gießen. Gut verschließen und im Kühlschrank lagern. Innerhalb von 3 Monaten verbrauchen.

TIPP: Es ist ratsam, das Öl je nach bevorzugter Küche auszuwählen. Kochen Sie lieber mediterran, empfiehlt sich Olivenöl, für die asiatische Küche bieten sich Erdnuss- oder Sesamöl an. Raps- und Sonnenblumenöl sind relativ neutral.

15 Minuten Zubereitungszeit + 2 Stunden Ziehzeit

KÜRBIS-HÄHNCHEN-PFANNE

1. Den Ofen auf 180 °C Umluft (200 °C Ober-/Unterhitze) vorheizen. Kürbis schälen und zusammen mit den Möhren in 1 cm große Stücke schneiden. Mit 1 EL Olivenöl in einer Schüssel mischen. Auf ein mit Backpapier ausgelegtes Blech geben und im Ofen für 30–35 Minuten backen.

2. In der Zwischenzeit das restliche Öl in einem Topf bei mittlerer Hitze erhitzen. Senfkörner und Gewürze zugeben, unter Rühren 1–2 Minuten erhitzen, bis die Senfkörner aufplatzen.

3. Das gebackene Gemüse mit 350 ml Wasser in einen Topf geben und zugedeckt zum Kochen bringen. Hitze reduzieren und ca. 15 Minuten zugedeckt garen.

4. Hähnchenfleisch abspülen, trocken tupfen und in Streifen schneiden. ½ EL Öl in einer Pfanne erhitzen und die Hähnchenstreifen darin goldbraun braten, mit Salz und Pfeffer würzen. Beiseitestellen und warmhalten.

5. Reis nach Packungsanleitung in Salzwasser garen, dann abgießen und etwas ausdampfen lassen. Gemüse in einem Standmixer oder mit einem Pürierstab zerkleinern. Bei Bedarf noch etwas Wasser zugießen und abschmecken. Die Hähnchenstreifen zugeben, Petersilie hacken und darüberstreuen und mit Reis servieren.

FÜR 1 PORTION
- 200 g Hokkaidokürbis
- 130 g Möhre
- 2 ½ EL Olivenöl
- 1 TL Knoblauchöl (siehe Rezept S. 154)
- ½ TL Senfkörner
- ⅓ TL gemahlene Koriandersamen
- ⅓ TL Curry
- ⅓ TL gemahlener Kreuzkümmel
- ⅓ TL gemahlene Kurkuma
- ⅓ TL gemahlener Kardamom
- 125 g Hähnchenfleisch
- Salz
- frisch gemahlener schwarzer Pfeffer
- 50 g Basmatireis
- 2 Stängel Petersilie

Warme Gerichte

50 Minuten Zubereitungszeit + 35 Minuten Ofenzeit + 15 Minuten Garzeit

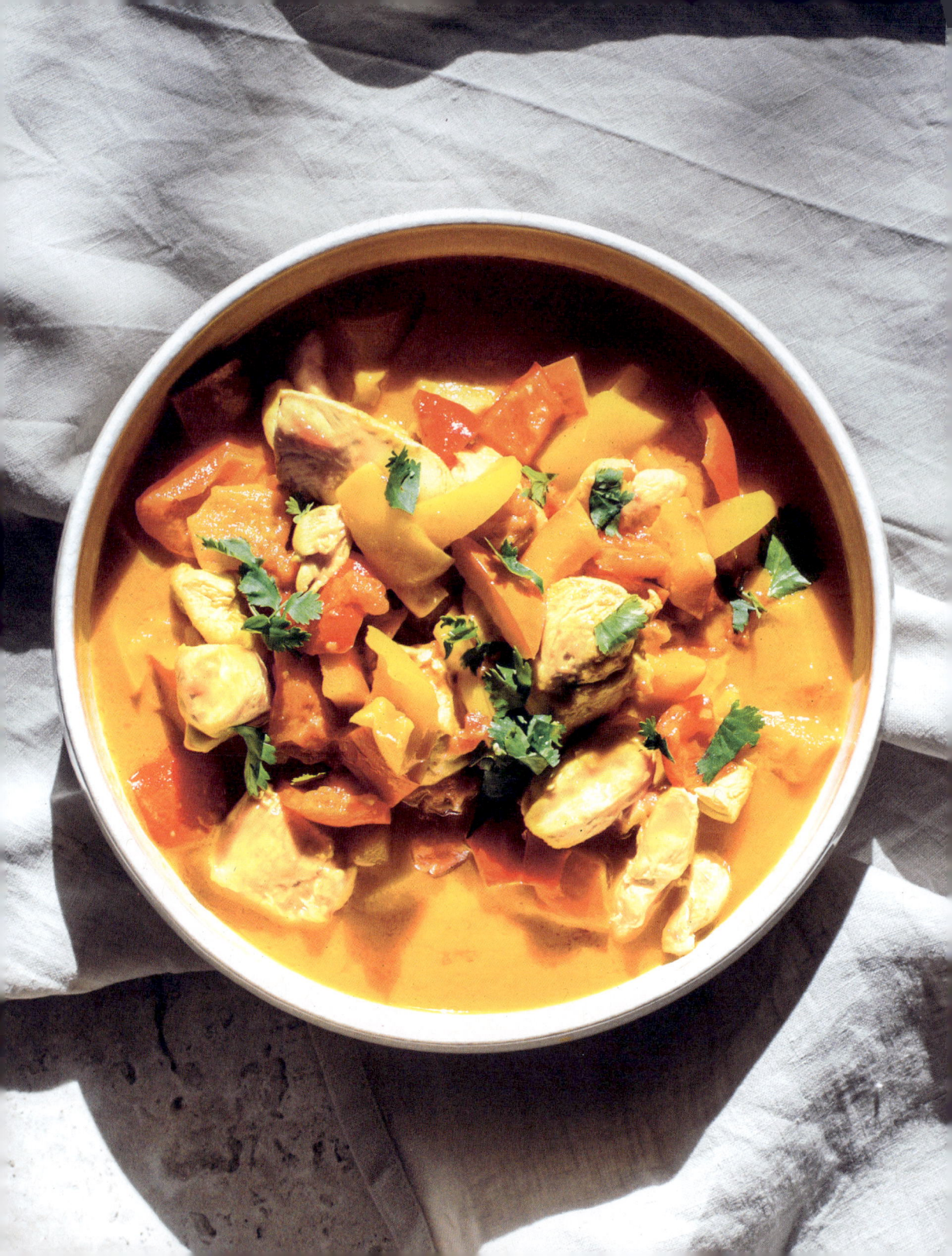

THAI CURRY MIT HÜHNCHEN

1. Das Hähnchenbrustfilet abspülen, trocken tupfen und in mundgerechte Stücke schneiden.

2. Das Fleisch in heißem Kokosöl in einer hohen (Wok-) Pfanne bei mittlerer Hitze anbraten. Währenddessen Paprika und Kürbis putzen, schälen und ebenfalls in mundgerechte Stücke schneiden. Den Ingwer schälen und fein reiben.

3. Gegen Ende des Anbratens Ingwer, Kurkuma, Curry, Salz und Pfeffer zugeben und mit dem Fleisch vermengen. Nach 1–2 Minuten Kokosmilch und Tomaten zum Fleisch geben. Das Gemüse ebenfalls zugeben und alles zusammen 30 Minuten köcheln lassen, bis der Kürbis gar ist.

4. Den Koriander waschen, fein hacken und das Curry damit bestreut servieren.

TIPP: Natürlich kann auch anderes Gemüse wie Möhren oder Kartoffeln verwendet werden. Zu dem Curry nach Belieben Basmatireis servieren.

FÜR 1 PORTION
- 150 g Hähnchenbrustfilet
- etwas Kokosöl
- 50 g rote Paprika
- 150 g Hokkaidokürbis
- 2 cm frischer Ingwer
- ½ TL gemahlene Kurkuma
- ½ TL Currypulver
- 1 Prise Salz
- frisch gemahlener schwarzer Pfeffer
- 100 ml Kokosmilch
- 100 g geschälte Tomaten (Dose)
- 1 Stängel frischer Koriander

Warme Gerichte

20 Minuten Zubereitungszeit + 30 Minuten Garzeit

SPAGHETTI BOLOGNESE

FÜR 1 PORTION (SIEHE TIPP)
- 50 g Möhren
- 50 g gelbe Paprika
- 20 g Frühlingszwiebeln (nur den grünen Teil)
- ¼ TL Knoblauchöl
- 1 TL Olivenöl
- 1 ½ TL Tomatenmark
- 60 g Rinderhack
- Salz
- frisch gemahlener schwarzer Pfeffer
- 100 g geschälte Tomaten (Dose)
- 1 Prise Zucker
- ¼ TL getrocknete italienische Kräuter
- 100 g glutenfreie Nudeln
- 2 Stängel glatte Petersilie

1 Möhren und Paprika putzen und fein würfeln. Frühlingszwiebeln in Ringe schneiden. Petersilie waschen, Blättchen von den Stielen zupfen und fein hacken.

2 Öle in einem Topf mit schwerem Boden oder in großer Pfanne erhitzen. Das Gemüse darin 5 Minuten braten.

3 Hitze reduzieren, dann Tomatenmark und Hackfleisch zugeben und umrühren. Das Hackfleisch mit einer Gabel leicht zerdrücken. Mit Salz und Pfeffer würzen. 3–5 Minuten weiterbraten, dann die Tomaten zugeben, mit Zucker und italienischen Kräutern würzen. Deckel auflegen und 10–15 Minuten köcheln lassen. Bei Bedarf etwas Wasser zugießen.

4 In der Zwischenzeit Wasser in einem großen Topf erhitzen und Salz zugeben. Nudeln ins kochende Wasser geben und nach Packungsanweisung bissfest garen. Die al dente gegarten Nudeln zu der Sauce geben und alles gut vermengen. Mit gehackter Petersilie bestreut servieren.

TIPP: Das Rezept ist für 1 Portion angegeben. Es bietet sich jedoch an, die vierfache Menge zuzubereiten und den Rest portionsweise einzufrieren.
Für eine vegetarische Variante kann statt Rinderhack zerkrümelter Tofu oder Sojagranulat verwendet werden.

30 Minuten Zubereitungszeit

LEICHTES RINDERGULASCH

1 Das Rindergulasch in 3 x 3 cm große Stücke schneiden, dann in Öl anbraten. Das Tomatenmark untermengen und anschließend mit dem Gemüsefond ablöschen.

2 Zitronenabrieb, Majoran und Paprikapulver zugeben. Das Gulasch mindestens 90 Minuten bei geschlossenem Deckel garen. Eventuell zwischendurch etwas Wasser zugießen, damit das Gulasch nicht anbrennt.

3 In der Zwischenzeit die Möhren schälen und in dicke Scheiben schneiden. Etwa 15 Minuten vor Ende der Garzeit zum Gulasch geben und alles zu Ende garen.

4 Zum Schluss das Gulasch abschmecken und servieren.

**TIPP: Dazu passen gekochte Kartoffeln oder glutenfreie Spätzle.
Das Gulasch kann auch mit Zwiebelöl (siehe Rezept S. 154) abgeschmeckt werden. Zum Würzen eignen sich außerdem Liebstöckel, Lorbeerblätter und Kreuzkümmel. Auch das Gemüse kann variiert werden, zum Beispiel mit Paprika oder Hokkaidokürbis.**

FÜR 4 PORTIONEN
— 500 g Rindergulasch, optional gemischt mit Geflügelfleisch
— 2 EL raffiniertes Raps- oder Sonnenblumenöl
— 40 g Tomatenmark
— 800 ml Gemüsefond (ohne Zwiebel und Lauchgewächse, ohne Knoblauch)
— 1–2 TL Bio-Zitronenabrieb
— ½ TL getrockneter Majoran
— 2 TL Paprikapulver (edelsüß)
— Salz
— 400 g Möhren
— evtl. Mais- oder Kartoffelstärke zum Binden der Sauce

Warme Gerichte

30 Minuten Zubereitungszeit + 1,5 – 2 Stunden Garzeit

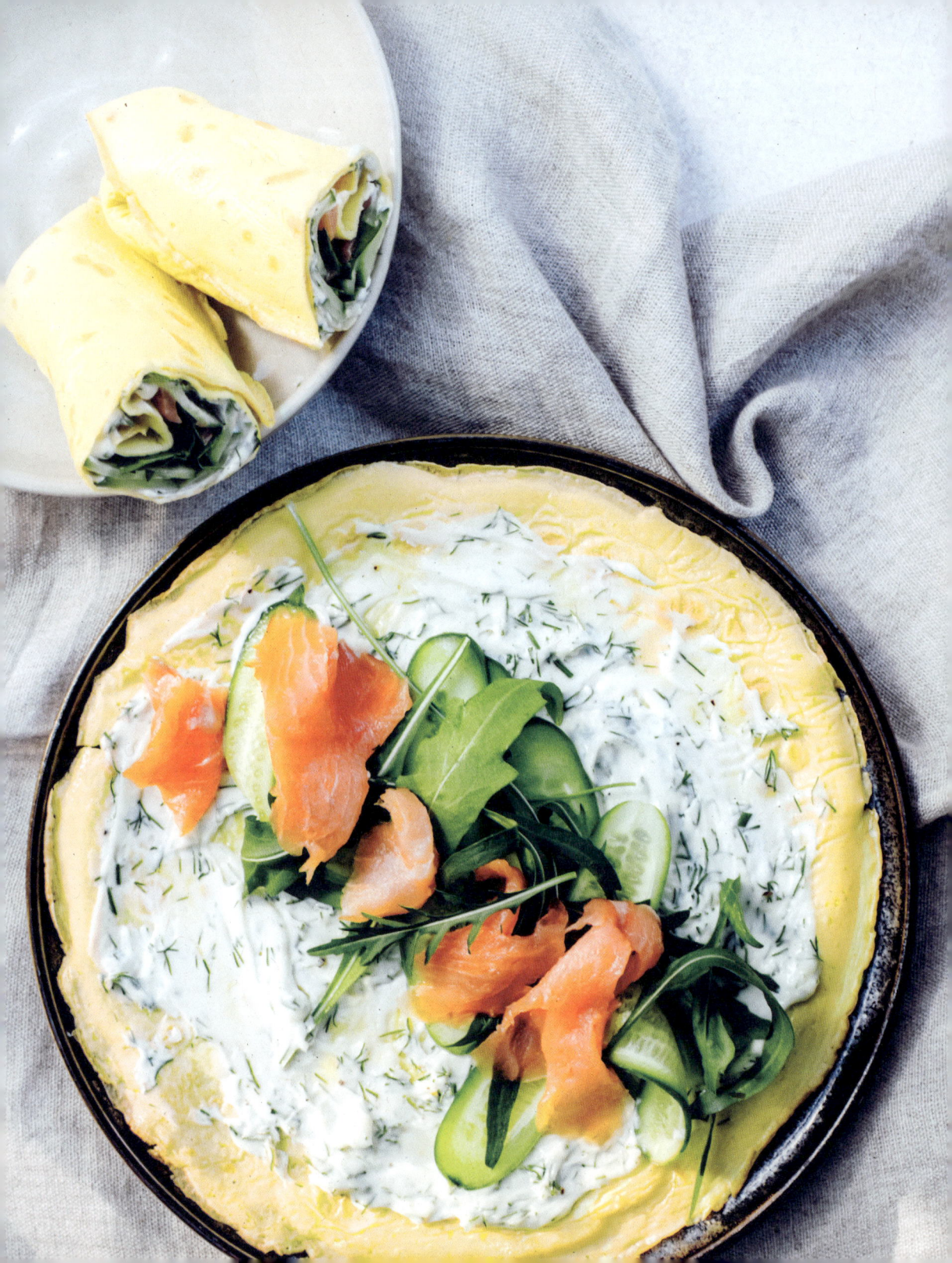

LACHS-OMELETT-WRAP

1 Dill fein hacken. Zusammen mit der Mayonnaise und dem Zitronensaft in einer kleinen Schüssel mischen und mit wenig Salz (der Lachs ist meist schon recht salzig) und Pfeffer würzen. Das Öl in einer mittelgroßen beschichteten Pfanne verteilen und erhitzen.

2 Die Eier verquirlen und bei mittlerer Hitze in der Pfanne zu einem dünnen Omelett ausbacken. Sobald kleine Blasen auf der Oberfläche des Omeletts entstehen, einmal wenden und die andere Seite braten. Das Omelett aus der Pfanne nehmen und zum Abtropfen auf Küchenpapier geben.

3 Die Gurke in Scheiben schneiden. Das Omelett mit der Mayonnaise-Mischung bestreichen, dann mit Gurke, Rucola und Lachs belegen. Das Omelett zu einem Wrap falten, indem die Enden eingeklappt werden und das Omelett, um die Füllung zu umschließen, aufgerollt wird. Zum Verzehr am besten in zwei Hälften schneiden.

TIPP: Omelett auf einem vorgeheizten Teller servieren, damit es nicht so schnell abkühlt. Wer es scharf mag, kann das Omelett zusätzlich mit einer dünnen Schicht Senf bestreichen. Für mehr Sättigung und Ballaststoffe können 1–2 Scheiben Brot dazu gegessen werden (z. B. Kartoffel-Nuss-Brot, Rezept siehe S. 147).

FÜR 1 PORTION
— 2 Stängel Dill
— 1 EL Mayonnaise
— 1 TL Zitronensaft
— Salz
— frisch gemahlener schwarzer Pfeffer
— 1 EL pflanzliches Öl zum Braten (z. B. Rapsöl)
— 2 Eier
— 55 g Gurke
— 20 g Rucola
— 50 g Räucherlachs

Warme Gerichte

20 Minuten Zubereitungszeit

VEGANE PILZ-TOMATEN-QUICHE

**FÜR 1 QUICHE
à 6–8 STÜCKE**

FÜR DEN BODEN
- 1 EL geschrotete Leinsamen
- 240 g Buchweizenmehl
- 240 g Mandelmehl
- 2 TL getrocknete italienische Kräuter
- ½ TL Salz
- 1 EL Olivenöl

FÜR DIE FÜLLUNG
- 400 g fester Tofu
- 1 EL Olivenöl
- 1 Stange Lauch
- 3 Zehen Knoblauch
- 200 g Pilze z.B. Champignons, Pfifferlinge, Kräuterseitlinge
- ½ Bund Schnittlauch
- ½ Bund Basilikum
- 3 EL getrocknete Tomaten in Öl
- 2 Handvoll Babyspinat
- 2 EL Hefeflocken (optional)
- 1 TL getrockneter Oregano
- 1 TL Salz
- frisch gemahlener schwarzer Pfeffer

1 Ofen auf 175 °C Ober-/Unterhitze vorheizen und eine Quicheform leicht einfetten. Tofu mit einem Küchentuch ausdrücken, um überschüssige Flüssigkeit zu entfernen.

2 Für den Boden zunächst die Leinsamen mit 3 EL Wasser verrühren und 5 Minuten quellen lassen. Alle trockenen Zutaten und Gewürze in einer Schüssel mischen, dann die feuchten Zutaten und 1–2 EL kaltes Wasser zugeben und zu einem Teig kneten. Bei Bedarf mehr Öl oder Wasser zugeben. Den Teig auf einer bemehlten Fläche dünn ausrollen oder mit der Hand in die Backform pressen. Den Teigboden mit einer Gabel mehrmals einstechen und im Ofen 10–15 Minuten backen, bis er leicht gebräunt ist. Aus dem Ofen nehmen und abkühlen lassen.

3 Für die Füllung den Tofu in kleinere Stücke brechen und in einem Mixer zu einer Creme pürieren, bei Bedarf etwas Pflanzendrink zugeben. Lauch putzen und in Ringe schneiden, Knoblauch hacken und beides in Öl in einer Pfanne anbraten, dann die Pilze zugeben und salzen. Bei mittlerer Hitze 10–12 Minuten braten, bis das Wasser aus den Pilzen verdampft ist. Nun die Kräuter und Tomaten hacken und zusammen mit Spinat, Hefeflocken und Gewürzen zugeben. Weiterbraten, bis der Spinat zerfallen ist.

4 Die Pfanne von der Hitze nehmen und die Tofucreme untermischen. Die Füllung auf dem Quicheboden gleichmäßig verteilen. Die Quiche zunächst 30–35 Minuten backen, bis die Oberfläche gestockt und leicht gebräunt ist. Für leichteres Schneiden, die Quiche zunächst 15–20 Minuten in der Form auf einem Rost ausdampfen lassen. Die Quiche hält sich gut verpackt 3–4 Tage im Kühlschrank. Zum Erwärmen 15–20 Minuten bei 175 °C im Ofen backen.

30 Minuten Zubereitungszeit + 50 Minuten Backzeit

HAUSGEMACHTE PIZZA MARGHERITA

1. Backofen auf 200 °C Ober-/Unterhitze (180 °C Umluft) vorheizen.

2. In einer Rührschüssel Mehl, Backpulver und Salz mischen. Langsam 50 ml Wasser und Öl zugießen und mit einem Holzlöffel (oder den Knethaken des Handrührgerätes) vermengen, bis sich ein gleichmäßiger Teig bildet. Der Teig sollte weich, aber nicht klebrig sein, gegebenenfalls mehr Wasser oder Mehl zufügen.

3. Den Teig auf einer bemehlten Arbeitsfläche 5 Minuten lang durchkneten. Dann auf ein mit Backpapier ausgelegtes Backblech geben und zu einem kleinen Pizzaboden (ø ca. 22 cm) formen.

4. Pizzaboden für 10 Minuten backen bis er leicht gebräunt ist. Tomatenmark darauf verstreichen. Mit Spinat und halbierten Cherrytomaten belegen. Mit Salz, Pfeffer und Oregano würzen. Den Mozzarella reiben und darüberstreuen.

5. Die Pizza in 10 Minuten fertig backen, bis der Käse geschmolzen und leicht gebräunt ist. Die gebackene Pizza vor dem Verzehr mit frischem Basilikum belegen.

FÜR 1 PIZZA

FÜR DEN TEIG
- 90 g glutenfreies Mehl
- 1 TL Backpulver
- 1 Msp. Salz
- 2 TL Olivenöl

FÜR DEN BELAG
- 2 EL Tomatenmark
- 10 Babyspinatblätter
- 6 Stück Cherrytomaten
- Salz
- frisch gemahlener schwarzer Pfeffer
- 1 Prise getrockneter Oregano
- 60 g Mozzarella
- 4–6 Basilikumblätter

Warme Gerichte

30 Minuten Zubereitungszeit + 20 Minuten Backzeit

VEGETARISCHE LASAGNE

FÜR 2 KLEINE ODER 1 GROSSE PORTION

FÜR DIE FÜLLUNG
- 50 g Zucchini
- 50 g Aubergine
- 50 g Möhre
- ½ Handvoll Babyspinat
- 60 g laktosefreier Mozzarella
- 1 TL Olivenöl + etwas für die Form
- 1 TL Knoblauchöl (Rezept siehe S. 154)
- 1 TL getrockneter Oregano
- 1 EL Tomatenmark
- 150 g geschälte Tomaten (Dose)
- 1 Prise Zucker
- Salz und frisch gemahlener schwarzer Pfeffer

FÜR DIE SAUCE
- 50 g Käse, z. B. Emmentaler
- 100 ml laktosefreie Milch
- 50 g laktosefreier Frischkäse
- 3–4 glutenfreie Lasagneblätter
- Basilikumblätter zum Garnieren

1 Den Ofen auf 180 °C Ober-/Unterhitze vorheizen. Zucchini und Aubergine putzen und in Würfel schneiden. Möhre schälen und ebenfalls würfeln. Spinat waschen und abtropfen lassen. Mozzarella reiben.

2 Olivenöl und Knoblauchöl in einer Pfanne erhitzen. Gemüse (außer Spinat) zugeben, mit Oregano bestreuen und bei mittlerer Hitze braten, bis das Gemüse gar ist.

3 Tomatenmark und Tomaten zugeben, ca. 10 Minuten köcheln lassen, bis eine dicke Sauce entsteht, die Tomaten mit einem Pfannenwender etwas zerdrücken. Spinat zugeben und zerfallen lassen. Mit Zucker, Salz und Pfeffer würzen und vom Herd nehmen.

4 Für die Sauce den Käse reiben. Milch und Frischkäse unter Rühren langsam erhitzen, Käse zugeben und weiterrühren, bis die Sauce gebunden ist. Mit Salz und Pfeffer würzen.

5 Eine kleine Auflaufform mit Olivenöl fetten und etwa die Hälfte der Gemüsefüllung in einer flachen Schicht darin verteilen. Etwas Käsesauce darübergeben und darauf eine Schicht Lasagneblätter legen. Das Ganze wiederholen, auf der obersten Schicht Lasagneblätter die restliche Sauce verteilen und abschließend mit Mozzarella bestreuen.

6 Im Ofen 30–40 Minuten backen, dann den Ofen ausstellen und die Lasagne darin weitere 10 Minuten ruhen lassen. Mit Basilikumblättern garniert servieren.

30 Minuten Zubereitungszeit + 30–40 Minuten Backzeit

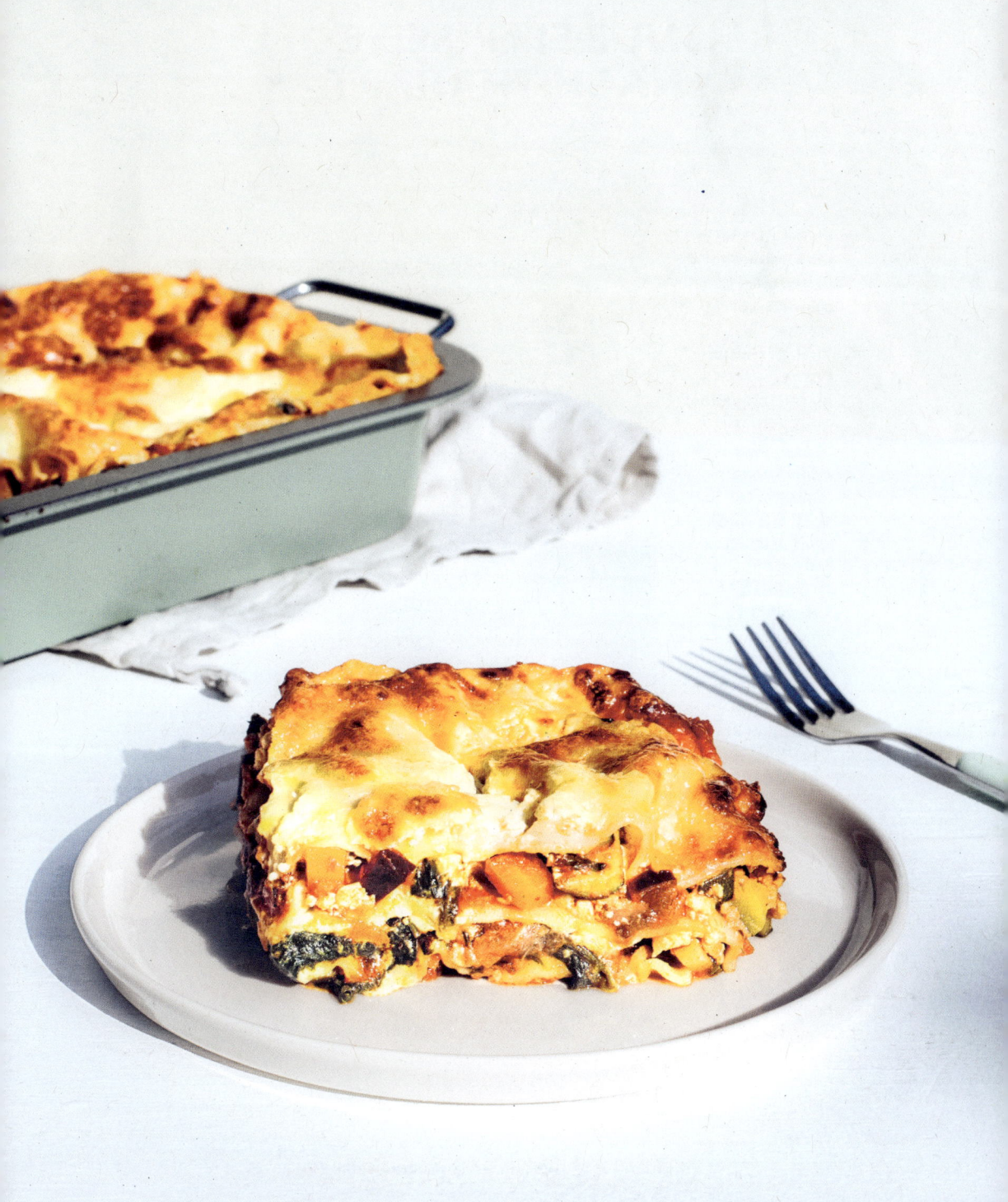

REISNUDELN UND TOFU NACH THAI-ART

FÜR 1 PORTION
— 60 g Reisnudeln
— ½ TL Maismehl oder Kartoffelstärke
— ½ TL geriebener Ingwer
— 40 ml Sojasauce oder Tamari
— ¼ TL Chilipulver
— 1 TL Zucker
— 125 g fester Tofu
— ½ TL mit Knoblauch aromatisiertes Erdnussöl (Rezept siehe S. 154)
— 100 g Möhren
— 50 g Bambus- oder Sojasprossen
— 1 EL gehacktes Koriandergrün
— 1 EL gehackte Minzblättchen
— 1 EL Erdnüsse (geröstet und ungesalzen)

1 Die Reisnudeln in kochendem Wasser einweichen. Sobald sie weich sind, das Wasser abgießen, die Nudeln mit reichlich kaltem Wasser abspülen und beiseitestellen.

2 Maismehl in einer kleinen Schüssel mit 60 ml warmem Wasser anrühren. Ingwer, Sojasauce, Chilipulver und Zucker zugeben und alles gut verrühren, bis sich der Zucker aufgelöst hat.

3 Den Tofu in Scheiben schneiden. Das Öl in einer Pfanne erhitzen und den Tofu darin bei mittlerer Hitze von jeder Seite 3 Minuten braten. Möhren in feine Scheiben schneiden und zusammen mit den Sprossen zum Tofu geben.

4 Sobald der Tofu goldbraun ist, die Sauce zufügen und rühren, bis diese andickt. Dann Nudeln, Koriander und Minze unterheben. Die Erdnüsse hacken und zum Servieren über die Nudeln streuen.

20 Minuten Zubereitungszeit

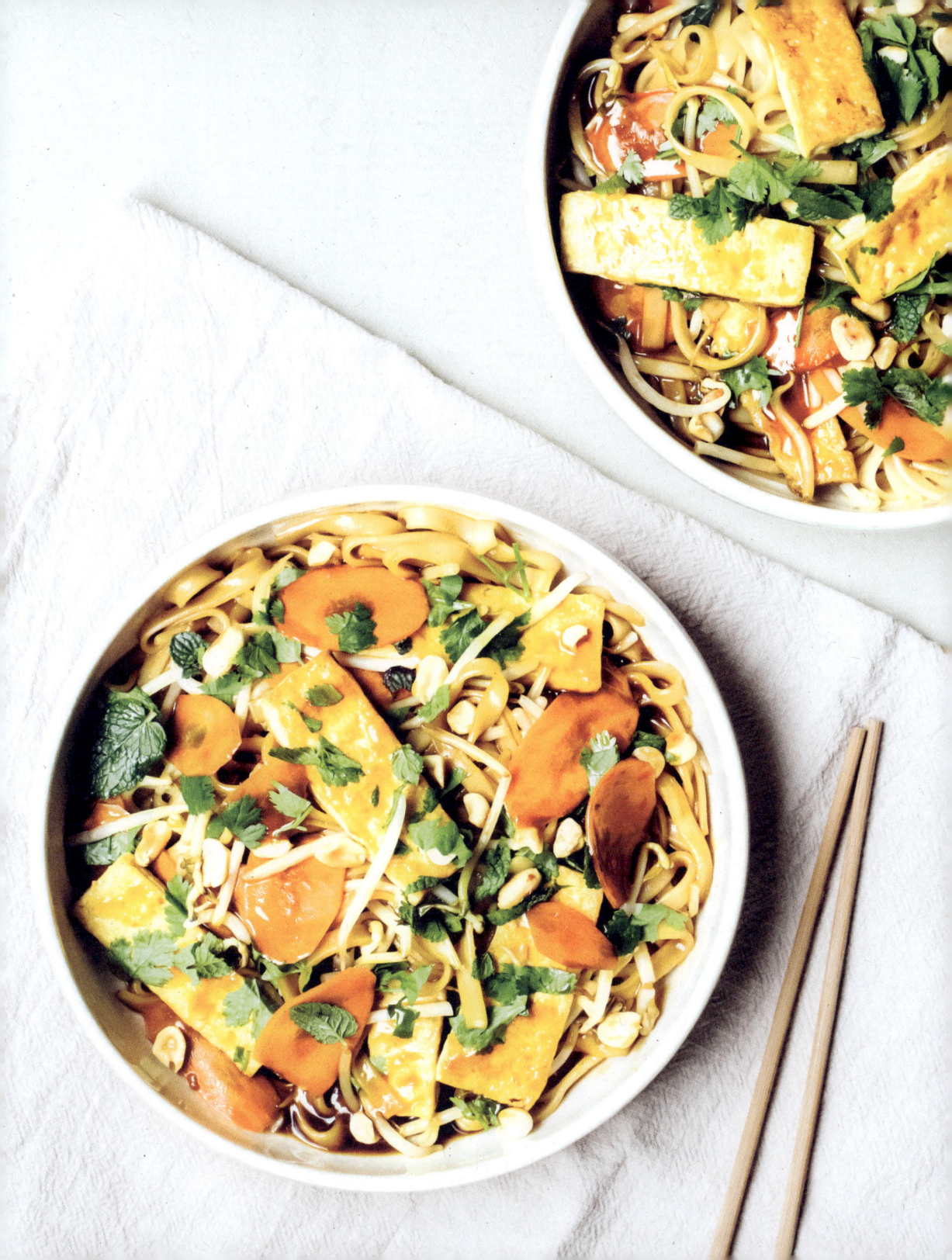

KNUSPRIGE TOFU-NUGGETS

FÜR 1 PORTION à 10 STÜCK
- 150 g fester Tofu
- 2 EL Mehl oder glutenfreie Alternative (z.B. Mais- oder Kartoffelstärke)
- 60 g ungesüßte Mais-Cornflakes (alternativ Panko)
- ¼ TL Salz
- ¼ TL frisch gemahlener schwarzer oder weißer Pfeffer
- 1 TL geräuchertes Paprikapulver
- ½ TL Knoblauchpulver (optional)
- etwas Hafer- oder Mandeldrink
- Olivenöl oder Knoblauchöl (siehe S. 154)

1 Backofen auf 200 °C Ober-/Unterhitze (180 °C Umluft) vorheizen. Den Tofublock in einem Küchentuch möglichst trocken pressen, dann in mundgroße Stücke brechen.

2 In einem tiefen Teller Mehl, zerstoßene Cornflakes oder Panko mit Salz, Pfeffer, Knoblauchpulver und Paprikapulver mischen.

3 Etwas Haferdrink in einen weiteren tiefen Teller gießen. Den Tofu zunächst kurz in den Haferdrink eintauchen, dann in der Panierung wälzen.

4 Nuggets auf ein mit Backpapier ausgelegtes Backblech geben mit Olivenöl oder Knoblauchöl bepinseln. Im Ofen zunächst für 10 Minuten backen, dann kurz wenden und nochmals mit Öl bepinseln. Weitere 10 Minuten backen, bis die Nuggets knusprig braun sind.

TIPP: Die Nuggets passen prima zu Ofenkartoffeln oder Gemüse, können aber auch als Fingerfood auf Partys oder in einem Wrap bzw. als Salatbeilage serviert werden.

15 Minuten Zubereitungszeit + 20 Minuten Backzeit

HILFE

FODMAPs in Lebensmitteln
Register

FODMAPS IN LEBENSMITTELN

Die folgende Tabelle bietet eine Übersicht, welche Lebensmittel im Rahmen einer low-FODMAP-Diät nicht verzehrt werden sollten und entsprechende Alternativen dazu.

	REICH AN FODMAPS	**FODMAP-ARME ALTERNATIVEN**
Getreideprodukte (Fruktane und Galaktane) Allgemeine Ernährungsempfehlung: 3–4 Portionen am Tag	– **Mehle, Brote und Backwaren** aus Weizen, Roggen, Gerste, Dinkel, Amaranth, Einkorn, Emmer, Kastanie, Lupine, Soja – **Nudeln** aus Weizen, Roggen, Dinkel, Kichererbsen, Linsen und anderen Hülsenfrüchten – **Flocken und Kleie** aus Dinkel, Gerste, Weizen – Couscous, Bulgur, Weizengrieß, Grünkern, Graupen – Glutenfreie Spezialprodukte mit einem hohen Anteil an Weizenstärke, Sojamehl, Lupinenmehl, Apfelfaser, Erbsenfaser, Johannisbrotkernmehl	– **Mehle, Brote und Backwaren** aus Hafer, Mais, Reis, Quinoa, Buchweizen, Hirse, Pfeilwurz, Teff (Zwerghirse) – **Glutenfreie Mehle** – **Nudeln** aus Reis, Mais, Glasnudeln, Kelp (Alge) – **Flocken und Kleie** aus Hafer, Mais, Quinoa, Reis – Hafergrütze, Hirse, Quinoa – **Reis** (z. B. Milchreis, Basmati, Jasmin) – **Stärke** aus Kartoffel, Mais, Tapioka – **Zusätze:** Gerstenmalzextrakt
Fisch, Fleisch und Eier Allgemeine Ernährungsempfehlung: 1–2 x Fisch, 3 x Fleisch und bis zu 7 Eier in der Woche	– Verarbeitete Fleisch- und Fischprodukte mit nicht erlaubten Getreidesorten oder Laktose (z. B. in Panaden und Marinaden oder Aufschnitt)	– Fleisch (naturbelassen) – Fisch und Meeresfrüchte (naturbelassen) – Eier – Wurst und Wurstwaren nach Zutatenliste

Da noch nicht jedes einzelne Lebensmittel auf seinen FODMAP-Gehalt getestet wurde, kann für manche noch keine abschließende Einstufung erfolgen. Hilfreich bei der Ermittlung des FODMAP-Gehalts kann auch die „Monash University FODMAP diet"-App sein. An der australischen Universität werden Lebensmittel regelmäßig auf ihren FODMAP-Gehalt hin untersucht.

	REICH AN FODMAPS	**FODMAP-ARME ALTERNATIVEN**
Milchprodukte (Laktose) Allgemeine Ernährungsempfehlung: Etwa 3 Portionen am Tag	– **Milch:** Kuhmilch, Ziegenmilch, Schafsmilch – Milchpulver, Milchzucker – Joghurt, Quark, Sahne, Crème fraîche – Buttermilch, Molke, Kefir etc. – Puddings und Sahnedesserts, Speiseeis, Kaffeeweißer – Räucherkäse, Kochkäse, Schmelzkäse – **Ungereifter Käse:** Frischkäse, Ricotta, Mascarpone, Hüttenkäse – **Pflanzliche Milchalternativen:** Sojadrink, Dinkeldrink	– Laktosefreie Milch – Laktosefreier Natur-Joghurt – Laktosefreier Natur-Quark – Laktosefreie Sahne – Laktosefreie Buttermilch – Laktosefreie Crème fraîche, laktosefreier Sauerrahm/Schmand – Butter – Laktosefreie Margarine – **Gereifter Käse:** Hartkäse, Schnittkäse, Weichkäse – **Hartkäse, Schnittkäse:** z. B. Bergkäse, Butterkäse, Edamer, Emmentaler, Gouda, Leerdamer, Parmesan, Tilsiter – **Weichkäsesorten:** z. B. Brie, Camembert, Limburger, Roquefort, Mozzarella, Feta – **Ungereifter Käse:** laktosefreier Frischkäse, laktosefreier Hüttenkäse – **Pflanzliche Milchalternativen:** Reis-, Mandel- und Haferdrink, Kokosmilch (aus der Dose max. 100 g)
Obst (Polyole, Fruktose und Fruktan) Allgemeine Ernährungsempfehlung: 1–2 Handvoll am Tag	– Apfel und Birne (diverse Sorten) – Aprikose, Nektarine, Pfirsich – Avocado – Banane (vollreif) – Heidelbeere, Brombeere, Johannisbeere – Datteln und Feigen – Granatapfel – Kirschen – Litschi – Mango – Pflaume, Quitte – Trockenobst – Wassermelone	– Drachenfrucht, Guava (reif) – Kiwi (verschiedene Sorten) – Clementine, Mandarine, Limette, Zitrone, Orange, Kochbanane, Kumquat, Papaya, Rhabarber, – **Maximal 1 Portionen von:** Weintrauben (6 Stck.) – **Bis zu 50 g:** Grapefruit, Himbeere, Erdbeere, Honigmelone, Maracuja, Khaki/Persimone – **Bis 100 g:** Banane (grün), Cantaloupe-Melone, Karambola (Sternfrucht) – **Bis zu 150 g:** Ananas

	REICH AN FODMAPS	**FODMAP-ARME ALTERNATIVEN**
Gemüse (Fruktane, Galaktane) Allgemeine Ernährungsempfehlung: 2–3 Handvoll am Tag	– Artischocke – Erbsen, verschiedene – Kohl (Weiß-, Rosen-, Rot-, Blumen-, Grün-) – Kürbis (Butternuss-) – Knoblauch und Lauchgewächse – Pilze (Champignon, Austernpilz, Schiitake, Enoki, Portobello, Trockenpilze) – Rote Bete – Sellerie (Stangen-) – Spargel – Topinambur – Zwiebel (verschiedene Sorten)	– Blattsalate, Chicorée, Chinakohl, Gurke, Ingwer, Mais, Mangold, Möhren, Kartoffel, Knollensellerie, Kohlrabi, Kürbis (Hokkaido-, Spaghetti-), Oliven, Paprika (gelb), Pastinake, Radieschen, Spinat, Wasserkastanien **Maximal 1 Portionen von:** – **Bis zu 50 g:** Aubergine, Brokkoli (nur die Köpfe), Edamame, Fenchel, Maniok, Okraschoten, Pak Choi, Paprika (rot, grün), Tomaten – Sprossen, Steckrübe, Süßkartoffel, Zucchini – **Bis zu 100 g:** Lauch, Frühlingszwiebeln (grüner Anteil), Tomaten-Konserve
Hülsenfrüchte, Nüsse, Samen und Kerne (Galaktane und Fruktane) Allgemeine Ernährungsempfehlung: 1–2 EL Nüsse/Samen am Tag; Hülsenfrüchte mehrmals wöchentlich	– Bohnen (verschiedene Sorten) – Kichererbsen, – Erbsen (verschiedene Sorten) – Linsen (verschiedene Sorten) – **Soja in Form von** Seidentofu, Sojageschnetzeltes, -hack, -joghurt, -drink, gekochte Sojabohnen – **Nüsse/Nussmus:** – Cashew, Pistazien – Kokosnuss (frisch)	– Erdnüsse, Kastanien – Tofu (fest), Tempeh – **Nüsse/Nussmus:** Macadamia, Paranuss, Pekanuss – **Bis zu 15 g am Tag:** Haselnuss, Walnuss, Kokosnussraspeln, Mandeln – **Samen und Kerne:** – Chia, Kürbiskerne, Sonnenblumenkerne, Sesam, Pinienkerne, Hanf, Mohn, Flohsamen – **Bis zu 15 g am Tag:** Leinsamen geschrotet, Tahini

	REICH AN FODMAPS	**FODMAP-ARME ALTERNATIVEN**
Getränke (verschiedene FODMAPs) Allgemeine Ernährungsempfehlung: Mind. 1,5–2,0 l Flüssigkeit (ungesüßt)	– Getreide Kaffeeersatz (Caro-Kaffee) – Instant-Getränke (Kakao, Cappuccino, Kaffee) – Fencheltee, Kamillentee, Oolongtee, lang gezogene Tees – Sojadrinks – Fruchtsäfte pur – Fruchtcocktails (mit und ohne Alkohol) – Kokosnusswasser, Sauerkrautsaft – Lieblicher Wein, Likörweine, Likör	– Mineralwasser (vorwiegend still) – Kaffee (max. 2 Becher/Tag) – Tee mit max. 3 Minuten Ziehzeit (Schwarztee, Pfefferminztee, Grüner Tee, Früchtetee, Kräutertee, Löwenzahntee, Weißer Tee, Rooibos-Tee, Chai-Tee) – **Bis zu 0,2 l am Tag:** Cranberrysaft, Gemüsesaft (FODMAP-geeignetes Gemüse) – 0,2 l trockener Wein – 0,3 l Bier – 0,1 l klare Schnäpse und Spirituosen
Sonstiges (Polyole, Fruktose) Allgemeine Ernährungsempfehlung: Fette und Öle: 1–3 EL täglich, Süßes und Snacks selten	– **Süßungsmittel:** Maisstärkesirup, Getreidesirup, Agavendicksaft – Honig, Invertzucker, Laktose, Fruktose, Dattelsirup, Glukose-Fruktose-Sirup, Kokosblütenzucker – Zuckeraustauschstoffe – Isomalt (E953), Maltit (E965), Mannit (E421), Sorbit (E420), Xylit (E967) (Birkenzucker), Laktit (E966), Erythrit (968) – Marmelade/Konfitüre (Ausnahme siehe Alternative)	– **Süßungsmittel:** Rübensirup, Reissirup, Glukosesirup, brauner Zucker, Haushaltszucker, Ahornsirup, Maltodextrin, Traubenzucker, reines Stevia – **Marmelade/Konfitüre:** max. 30 g am Tag, fruktosearm (Erdbeere, Himbeere, Orange, Zitrone) – Kakaopulver (natur), Götterspeise – Kuchen, Kekse, Süßigkeiten und Snacks ohne Laktose, fruktosearme Süßungsmittel – **Bis zu 20 g am Tag:** Schokolade (Vollmilch, weiß, dunkel)

REGISTER

A

Abwehrzellen 17
Acetylsalicylsäure (ASS) 47, 54
Akupunktur 117
Alkohol 46
Alosetron 105
Ampulle 18
Amylase 12
Amylase-Trypsin-Inhibitoren (ATI) 76
Anamnese 40
Anaphylaktischer Schock 53, 56
Angststörung 41, 94
Antibiotika-Einnahme 110
Antidepressiva 48
Antihistaminika 56
Antioxidantien 50
Appetitkontrolle, Histamin 77
Aromaöl-Massage 91
Asthmatische Beschwerden 58
Atem-Meditationen 94
Atemtests 43
Ätherische Öle 115
Autogenes Training 95
Autoimmunerkrankung 74

B

Bakterienvielfalt 22
Ballaststoffe 17, 22, 51
Bauchspeicheldrüse 14
Behandlungsleitlinien 3
Bewegung, mangelnde 46
Bifidobakterien 25
Bioaktive Substanzen 26
Blähungen, Medikamente 102
Blutdrucksenker 48
Blut-Hirn-Schranke 33
Bristol-Stuhlformen-Skala 84, 85
Butylscopolamin 93

C, D

Candida albicans 21
Cannabis-Konsum 46
Cholesterinsenker 48
Clostridioides difficile 28, 112
Colitis ulcerosa 29
Colon-Hydro-Therapie 111
CoX2-Hemmer 47
Darmbakterien 11
Darmentzündung 9
Darmflora 41
Darm-Gehirn-Achse 10, 31
Darmhypnose 121
Darmparasiten 42
Darmschleimhaut 11
Darmwind 18, 37
Darmzotten 14
Depression 41, 94
Dermatitis herpetiformis Duhring 74
Diabetiker 70
Diagnose 3
Dickdarm 18
Diclofenac 47
Durchfall, Medikamente 103
Dysbiose 27

E, F

Eliminationsdiät 86
Endometriose 84
Entspannungsverfahren 94
Enzyme, fettspaltende 16
Erbrechen, zyklisches 46
Ernährungs-Symptom-Tagebuch 53, 88
FODMAP 87, 108
Fruchtzucker (Fruktose) 67
– Unverträglichkeit 9, 67
Funktionelle Krankheit 35

G, H, I

Galle 14
Ganzheitliche Behandlungsstrategie 8
Gastrokolischer Reflex 90
Gehmeditation (Kinhin) 98
Gelenkbeschwerden 41
Gemüse 50
Glukagon-Like-Peptid 1, Hormon 31
Glukokortikoide 56
Glukose-Isomerase 69
GLUT-5-Transporter 68
Glutensensitivität 72, 76
Gynäkologische Untersuchung 42
Hashimoto-Thyreoiditis 74
Haut-Prick-Test 54
Heilfasten 118
Helicobacter pylori 13, 42
Histamin 52, 77
– Intoleranz 77
– Unverträglichkeits-Test 80
Hülsenfrüchte 50
Humane Milch-Oligosaccharide (HMO) 25
Hyposensibilisierung 57
Ibuprofen 47
IgE-Antikörper 52, 54
Immuntherapie 57
Integrative Medizin 113
Irritables Kolon 36

K, L

Klebereiweiß siehe Glutensensititivät
Kohlenhydrate, schlecht verdauliche 22
Komplementärmedizin 113
Konfokale Laser-Endomikroskopie (CLE) 59
Kreuzallergie 53, 54, 57
Kümmelöl 114
Lactobazillen (Milchsäurebakterien) 66
Laktase, Enzym 62
Laktase-Biopsie-Schnelltest 64
Laktasemangel 63
Laktose (Milchzucker) 60
– Lebensmittel 65
Laktoseintoleranz 60, 64
Leaky-Gut-Syndrom 39, 76
Lebensmittel, Ursache 48
Leidensdruck 94
Linaclotid 105
Lipase, Speichelenzym 12
Loperamid 93
Low-FODMAP-Diät 87, 125
Lumen 11
Lymphkreislauf 16

M, N

Magen-/Darmspiegelung 42
Magen-Darm-Motilität 39
Magen-Darm-Trakt 11
Magenknurren 17
Magenpförtner 14
Magensäure 13
Mastozytose 80
Mastzellen 52
MCAS 80
Medikamente, Auslöser 47
Mikroben, Dickdarm 18
Mikrobiom 9, 11, 19, 21, 25, 27, 29, 107
Milchzucker 9
MMC 13
Morbus Crohn 62
Moxibustion 117
Muköse Kolitis 36
Multi-faktorielle Krankheitsentstehung 38
Multimodaler Behandlungsansatz 82, 113
Muskelbeschwerden 41
Nahrungsmittelallergie 51
Nahrungsmittelunverträglichkeit 8, 51
Nesselsucht 58
Neuroleptika 48
Nicht-Steroidalen-Antirheumatika (NSAR) 47, 54
Nikotin 46

O, P, R

Ondansetron 105
Opioide 48
Orales Allergiesyndrom 53
Osteopathie 116
PAMORA 48
Pfefferminzöl 93, 114
Pflanzenheilkunde 113
Pilze, Mikrobiom 21
Präbiotika 108, 109
Prick to Prick Test 54
Probiotika 66, 108
Proteasen, Enzyme 13
Provokationstest 55
Prucaloprid 104
Pseudoallergien 57
Psyche, Darm 30
Psychische Hilfen 119
Ramosetron 105
RDS-D-Durchfalltyp 37
RDS-M-Mischtyp 37
Reizdarm, Ausschlussdiagnostik 83
Reizdarmsyndrom (RDS) 39, 82
Reizmagen 37
Ringmuskel 17

S

Säugling, Darm 25
Schein-Akupunktur 117
Schlafhygiene 90, 91
Schlaf-wach-Rhythmus 77
Schleimhaut, Schwellungen 58
Schmerzempfindlichkeit 41
Schmerzen, Medikamente bei 101
Schwangere, Allergien 57
Sekundäre Laktoseunverträglichkeit 62
Serotonin 33
Sodbrennen 37, 46, 48
Soforttyp-Allergie 52
Sorbit, Zuckerersatz 70
Speiseröhre 12
Stress 32, 46
Stuhldrang 19, 90
Stuhlentleerung 19, 37
Stuhltransplantation (FTM) 28, 112
Symptomauslöser 45
Symptomtagebuch 45, 84
Symptomverstärker 45
Synbiotika 110

T, U, V, W

Toilettengang, Tipps 89
Tryptophan 33
Typ-I-Allergie 52
Unverträglichkeiten 9
Urlaubszeit 92
Vaginal Seeding 24
Vagusnerv 30
Verstopfung, Medikament 102
Weizenallergie 72, 76

X, Z

Xylose-Isomerase 69
Zöliakie 16, 62, 72, 73

Die **Stiftung Warentest** wurde 1964 auf Beschluss des Deutschen Bundestages gegründet, um dem Verbraucher durch vergleichende Tests von Waren und Dienstleistungen eine unabhängige und objektive Unterstützung zu bieten.

Dr. med. Viola Andresen ist Internistin und Leiterin des Ikaneums, des Fachinstituts für Darmgesundheit und Ernährung am Israelitischen Krankenhaus Hamburg. Sie beschäftigt sich seit Jahren klinisch und wissenschaftlich mit chronischen Darmbeschwerden und hat die nationalen Leitlinien zur Behandlung des Reizdarmsyndroms und der chronischen Verstopfung koordiniert. Seit 2023 ist sie im Team der Ernährungs-Docs im TV zu sehen.

© 2023 Stiftung Warentest, Berlin

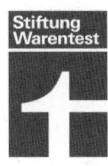

Stiftung Warentest
Lützowplatz 11–13
10785 Berlin
Telefon 0 30 / 26 31–0
Fax 0 30 / 26 31–25 25
www.test.de
email@stiftung-warentest.de

USt-IdNr.: DE136725570

Vorstand: Hubertus Primus
Weitere Mitglieder der Geschäftsleitung:
Dr. Holger Brackemann, Julia Bönisch, Daniel Gläser

Alle veröffentlichten Beiträge sind urheberrechtlich geschützt. Die Reproduktion – ganz oder in Teilen – bedarf ungeachtet des Mediums der vorherigen schriftlichen Zustimmung des Verlags. Alle übrigen Rechte bleiben vorbehalten.

Programmleitung: Niclas Dewitz

Autorin/Autor: Dr. Viola Andresen, Claus Peter Simon
Rezeptentwicklung: Annegret Doden, Lisa Ludwig, Bärbel Preuschoff, Saskia Wendt, Ikaneum am Israelitischen Krankenhaus in Hamburg
Projektleitung: Lisa Frischemeier
Lektorat: Heike Plank
Mitarbeit: Pia Voigt
Korrektorat: Nicole Woratz, Berlin
Fachliche Beratung: Prof. Dr. med. Joachim Labenz, Heike Dieckmann, Bettina Sauer
Titelentwurf und Layout: Christian Königsmann
Grafik, Satz und Illustrationen: Büro Brendel, Berlin
Fotografie: Luisa Menn, Wien

Produktion: Vera Göring, Christian Königsmann
Verlagsherstellung: Rita Brosius (Ltg.), Romy Alig, Susanne Beeh
Litho: tiff.any, Berlin
Druck: Fromm + Rasch GmbH & Co. KG., Osnabrück

ISBN: 978-3-7471-0576-4

Wir haben für dieses Buch 100 % Recyclingpapier und mineralölfreie Druckfarben verwendet. Stiftung Warentest druckt ausschließlich in Deutschland, weil hier hohe Umweltstandards gelten und kurze Transportwege für geringe CO_2-Emissionen sorgen. Auch die Weiterverarbeitung erfolgt ausschließlich in Deutschland.